育児に悩んでます：うちの子、どこかへんかしら？

双極性障害やそのほかの精神の病気をもつ子どもの親のためのガイドブック

著
シンディ・シンガー／シェリル・グレンツ

監訳
森野 百合子

訳
森野 百合子／高木 道人

星 和 書 店

Seiwa Shoten Publishers

2-5 Kamitakaido 1-Chome
Suginamiku Tokyo 168-0074, Japan

If Your Child Is Bipolar

The Parent-to-Parent Guide to Living with and Loving a Bipolar Child

by

Cindy Singer

Sheryl Gurrentz

Translated from English

by

Yuriko Morino, M.D.

and

Michito Takagi, M.D.

献　辞

♥ジュリーへ

あなたは私の美しい娘であり、命の輝きです。あなたがすばらしい女性になってくれたことを誇りに思っています。私はあなたから多くのことを学び、成長してきました。私はあなたの母親であるという特権をもち、日々進歩しています。あなたは私の生きがいです。あなたを限りなく愛しています。

（シンディ）

私のきょうだいであり、友人であるジェシーへ

あなたは私にとって、言葉では言いあらわせないほどかけがえのない存在です。あなたが今でも、そしていつまでも私の人生の一部でいてくれることに感謝しています。

（シェリル）

私たちは、躁うつ病（以下、「双極性障害」）という病気をもちながらも人生を最大に生かしているあなた方の強さ、勇気、そして献身的な態度に敬服します。喜んでこの本の実例となり、複雑な心のうちを述べてくれたことに感謝します。おかげで、双極性障害の子どもが何を考え、どのように感じているかを理解し、その生活のさまざまな面を共有することができます。あなた方はこれまで困難な人生に打ち勝ってきました。その経験はこれからあとに続く後輩たちの役に立

つことでしょう。

本書は、これまで何の診断も治療も受けず、病気の症状のために人生を台なしにされてしまった人たちのための本でもあります。この人たちの思い出と中断されてしまった人生のために、またひとりでも多くの人が同じ運命をたどらなくてすむように、この本が役立つことを祈っています。

謝　辞

双極性障害の治療を受けるのと同様に、本を書くには多くの支援と強力なチームが必要です。この本を書くためには多くのエネルギーと時間が必要でしたが、それを常に理解し、精神障害をもつ子どもを愛し、共に生きるという経験を共有してくれた私たちの家族および友人に感謝します。小児精神薬理学の専門的で深い知識を私たちと共有し、薬剤師との細かな薬のやりとりに関して、私たちを指導してくださったグレン・スミスさんにも、心からの感謝をささげます。また、双極性障害の子どもとの経験や、困難、子育てに関する解決法を共有してくださった多くの親御さんにも感謝します。最後に、誠意をもって私たち家族の治療にあたってくださり、より幸福で安定した人生を送るために、最も適した投薬とセラピーの組み合わせを探す手助けをしてくださった多くの精神医療の専門家の方々にも感謝いたします。

♥シンディの謝辞

この世で最高の母、父、姉妹へ
私はあなた方がいてくれてとても幸運です。常に変わらず、私のそばにいてくれて、私の手本であり、友人であり、支えです。あなた方がいない人生なんて考えられません。心から愛しています。

私の友人であり、共著者であるシェリル・グレンツへ

どんなときにも常に電話をかけてくれてありがとう。共に笑い、泣き、学び、心配し、祝ってくれてありがとう。自分の生活に気をとられ、そのことで手いっぱいであなたに対してあまりよい友だちでいられなかったときにも、いつも私を助け、愛しんでくれてありがとう。私の混沌《こんとん》とした感情や経験や情報をこの本にうまくまとめることに協力してくれてありがとう。そうしてできあがったこの本を、私はとても誇りに思います。そして何よりも、ジュリーやサムをどんなときにも無条件に愛してくれてありがとう。私はあなたを限りなく愛し、尊敬しています。

モリイ・コナハン、カリン・ギンスバーグ、ミシェル・スターク、リンダ・レヴィ、グエン・スミスへ

あなた方が私の娘の最良の友であってくれることに感謝しています。あなた方が助け、励まし、そして理解し、愛してくれたおかげで、人生の最悪のときに私は救われ、最良のときはさらにすばらしくなりました。

ベティとセミーへ

私がこの本を書きたいと思ったとき、あなた方は私を信じ、励ましてくれました。そして、あなた方の孫の母親である私を理解し評価してくれました。また、私がこの数年間子どもたちのために難しい決定をしなければならなかったときにも、私を批判することなく支えてくれたことに感謝しています。この本が私たちの癒しの過程の一部になればと思っています。

私はリサ・レンナー博士にも心からお礼申し上げたいと思います。あなたはジュリーの健康および生活の質の向上のために多くの時間を割いてくださいました。彼女はあなたの疲れを知らない努力のおかげで今元気でここにいます。私の家族に傾けてくださったご厚情に対する感謝は、言葉では言いつくせません。

目次

献辞 iii
謝辞 v
まえがき xxi

第1部 はじめに……1

第1章 自分が対処している現実を知る……3
シンディーの体験 5
神経発達障害の可能性 10

第2章 精神の病気があるのかしら……13
双極性障害やその他の神経心理学的障害を疑わせる行動 15
赤ん坊のときにむずかることが多く、寝つきが悪い 15
刺激に対する過剰な感受性 17

ふつうよりも強く、長く続く、重症の分離不安　17
早熟傾向　18
忍耐力がない　19
家での行動が最悪　19
多弁で過剰なおしゃべりや、たくさんの考えが次々と頭に浮かぶこと　20
頻繁で、急速で、劇的な気分の変化　21
激しく極端な気分　22
異常なエネルギーと活動レベル　22
他人を操り、コントロールする行動　23
イライラしやすい　24
極端に挑戦的で、他人から強い感情的な反応を引き出す傾向がある　24
しつけに反応しない　25
指示に従うことができない　25
怒りのコントロールが難しい　26
脅すような、攻撃的で暴力的なエピソード　27
長く、激しいかんしゃく　28
衝動を抑えるのが苦手　30
異常に高いエネルギー、落ち着きのなさ、注意の集中や持続の難しさ　30

抑制を欠く行動、社会の暗黙のルールに従えない　31
爆発的で予期できないかんしゃく、突然気分を害したり、明らかな理由もなく問題行動を起こしたりする　31
口汚くののしる　32
非常に反抗的で、敵対的である　33
誇大的——自分の能力や力に非現実的な信念をもつ　33
判断力の乏しさと危険な行動　34
自責の念　35
悲しく、空虚な気分　35
死にたい気持ちがある　36
利己的傾向——すべてが自分のために　36
共感、同情、後悔、他人の感情を理解することが苦手　37
他人をわざと傷つける　37
理由もなく、または些細なことで泣き叫ぶ　38
夜驚症や、必要な睡眠時間の極端な変動などの睡眠の問題　38
嘘をつく　40
押しつけがましい行動をとる　40
友だちとの問題　40

現実感の喪失または幻覚　41
性に対する強い関心と挑発的な行動　41
不適切な排尿　42
炭水化物や甘いものに対する強い嗜好　43
毎朝のひと騒動　43
動物を虐待する　44
自傷　45

第3章　診断を受ける……47

診断とは　47
診断してくれる医師を探す　48
はじめての予約のための準備　53
はじめての予約に備えるその他の方法　56
双極性障害の診断　60
正式な診断を受ける　65
双極性障害でなかったら　67

第4章　複数の診断が下る可能性……68
双極性障害が問題のすべてではないとき　68
双極性障害に伴いよく見られる障害　70
注意欠陥／多動性障害　70
反抗挑戦性障害　74
行為障害　75
感覚機能の統合の障害　76
強迫性障害　77
全般性不安障害　79
パニック障害　80
チック障害またはトゥレット症候群　81
アスペルガー症候群　82
ほかの障害に目を向けることの重要さ　84

第2部　「診断」を受けてから……87

第5章　診断に対しての親の気持ち……89
「答え」を得て　89

子どもに対する気持ち　91
自分自身を教育する　97

第6章　ほかの人が示す診断への反応 …… 99
精神の病気をどのように説明するか　99
診断について他人に告げる　101
双極性障害について子どもと話す　109
双極性障害についてほかの子どもたち（兄弟姉妹）に話す　111

第3部　子どもが治療を受ける手助けをする …… 115

第7章　子どもの治療をアレンジする …… 117
子どもの医療チーム作りを管理する　117
医療の専門家と関わる　120
セラピーを受ける　122
子どもの治療を見守る　125

第8章　精神科の薬と子ども……130
何を知る必要があるか　131
新しい薬を始める前に尋ねること　135
薬剤師――あなたの新しい親友　137
処方と薬剤師　138
薬の調整　141
子どもに薬を飲ませていることに対する他人の反応　146

第4部　双極性障害の子どものいる家族……151

第9章　あなたの日々の生活の現実……153
双極性障害の子どもの親の一日　155
子どもの助けとなるような子育ての方法　159
コントロール不能な行動の早期のサインを見つけて記録する　160
問題行動の兆しが見え始めたら、活動をほかの方向に向ける　161
可能なら、状況をコントロールするための何かしらの発言権を子どもに与える　161
リラクゼーションテクニックを使う　162
子どもに運動させる　163

よい行動に積極的に目を向ける　163
自分の気持ちや感情に気づき、その強さを測り認識する方法を子どもに教える　167
行動がコントロール不能となるときの危険信号を早めに子ども自身も認識できるようにさせること　169
誰かに助けを求める　170
子どもが対処できない人付き合いの場や状況からは立ち去ることを覚悟する　171
うまくいかないことがあったら、あとでそのことについて子どもと話す　172
説明したり、謝ったり、相手を許したり、人との関係を修復することについて教える　173
自分を落ち着かせる方法を教える　174
あなたにできることは何もないときがあることを理解し、それが決して失敗ではないと認識する　175

第10章　病気が家族全員に与える影響に対処する……………………176

すべての子どもの要求のバランスをとる　177
特別な支援が必要な子どもが複数いる場合　182
親戚への対応　185
家族の社交生活　190
家族としてできる活動　195
家族計画　199

第11章　双極性障害の子どもをもつことで生じる経済的な問題に対処する　203
保険に関する対策　203
保険のトラブルを避けるために　205
保険会社との付き合い　206
医師との付き合い　210
医療保険の選択　211
保険のトラブルに対処する　213
経済的な戦略　215
極端な選択肢　219
後見人　222

第5部　あなた自身の健康を考える……225

第12章　双極性障害が結婚生活に与える影響に対処する……227
一緒に子育てをする　227
ただ親であるだけではなく、パートナーでもあり続ける　229
両親がパートナーではなくなってしまっているとき　234

第13章　自分の必要なものを手に入れる……243
友だち　244
支援の輪　247
家族からの支援　250
生活のバランス　254
リラクゼーション・楽しみ　255
肯定的な強化　256
否定的な感情を認めること　257
純粋で単純な楽しみ　259
専門家の支援　260
薬による援助　261

第6部　双極性障害をかかえて生きていく子どもを援助する……263

第14章　子どもの生活の現実……265
双極性障害の子どもの一日　267
起床　267

朝の活動――着がえ、歯磨き、部屋の整頓、朝食、登校の準備　268
薬を飲む　269
学校　270
宿題　274
課外活動　276
医師の診療　278
友だちとの時間　279
夜　283
子どものための枠組みを作る　285

第15章　困難なときをどう乗り越えるか……287

非常に困難な状況に対処する　287
難しい決定をする　291
最悪のときを乗り越える――自殺のリスク　295
入院　299
危機のさなかのあなたの感情　307
危機のあとのネットワークの再編成　311

第16章　未来を見据えて……315
現実にあった期待をする　315
新しいものの見方を創り出すこと　319
結　論……323
用語の解説　327
索引　333
訳者あとがき　339

シンディの体験談

私はジュリーの妊娠を知った日のことをまだ覚えています。自分の人生や赤ちゃんに対する希望と夢は漠然としていましたが、信じられないほど興奮していました。そのとき自分が何を着ていたかも、自分の中にほかの存在があって、ひとりではないという不思議な気持ちも、はっきり覚えています。子どもをつくろうと努力して6カ月たったときで、私たちは有頂天《うちょうてん》でした。ピンクの花束とブルーの風船をもって、このすばらしい知らせを伝えに両親の家に行きました。

それは12年前のことでした。しかし、現実は私の想像とはまったく違ってしまいました。この間に、とても多くのことを経験したように感じます――すばらしい経験、恐ろしい経験、その中間にあるすべての経験。長い間とても孤独に感じてきました。家族や友人からのすばらしい支えの輪があったにもかかわらず、私は精神的負担で息が詰まるほどでした。

ジュリーが6歳で双極性障害と診断されたとき、私は自分を教育して、わが子の心、身体、魂をむしばむこの化け物のコントロール法を学ぼうとしました。しかし残念なことに、小さな子どもに当てはまる情報はまったくありませんでした。10代の若者や成人に関するあらゆるものを読みあさり、それを彼女に当てはめようとしました。私は暗闇の中を歩みつつ、できる限り学び、可能な限り誤りを犯さないよう努力していました。

米国では、約200万人が双極性障害と診断されています。診断を受けていなかったり、誤った診断を受けていたり、この病気のために命を落とした人たちの数については、まだ調査もされていません。診断を受ける平均年齢は28歳で、初発年齢はもっと早く、幼い子どもの頃から始まることもあるという最近の研究結果を私は信じます。また、自分のお腹の中にいたときの子どもの動きが躁的だったと考える母親さえいます！　私の娘は幼いときに診断を受けることができて幸運でした。それが彼女の病気の長期予後によい影響をおよぼしてくれると思います。

私は、子どもを生んだ頃と比べると、まったく違う人間、親になりました。とても長く暗い道を旅してきたように感じます。精神的にも知的にも変わり、成長しました。残念ながら、この変化は多くの試行錯誤の結果です。私は問題の解決役となることが多いのですが、双極性障害の子どもに関しては、A点からB点へ到達するためには「第一にこれを、次にこれをする」といったような〝ハウ・ツー〟本はありませんでした。何年にもわたる失敗や成功やそのほかの経験を通じて、多くのことを学びました。こうして得た知識の中で、もっと早くにわかっていたらどんなによかったかと今切実に考えることのいくつかを、皆さんと分かち合いたいと思います。

本書は、行動や気分の問題が精神障害のサインであるかもしれない子どもをもつあなたの気持ちを支え、それと対処する実践的な情報を提供します。それらの情報は、お子さんが診断を受ける過程で難題に直面したり、双極性障害や別の精神障害の診断を受けることの意味を理解したりするときに役立つでしょう。また、これらの精神の障害、とくに双極性障害があなたやお子さん、ご家族に与える負の影響を少なくするために、ご自分の日常生活をどのように管理したらいいかを示します。この本はありのままの子どもを理解し、愛し、ご自分の現実の生活を感謝し受け入れる方法を学ぶことに焦点がおかれています。最も重要なのは、あなたの孤独感を減らすのに役立つ援助と励ましを提供することです。医学的および実践的な子どもへの援助に関する情報は、ほかの本にも書かれています。この本は、あなたが、ご自分の感情や要求を処理しながら、同時に最善の親になることができるように、あなたを力づけ、育てることを意図しています。

本書は、私の人生における明らかに最大の挑戦を、形のある建設的なものに変える私の試みです。この本が、双極性障害の子どもと共に生き、その子どもを愛する、人生の旅の過程にある人たちの道のりをスムーズにする手助けとなることを祈っています。

著者たちからのメモ

もしお子さんが双極性障害をおもちなら、この病気のお子さんを愛し、共に生きることに主眼をおいて書かれているこの本から、多くの情報や提案や事例を得られるでしょう。この本は双極性障害を中心に書かれていますが、あなたのお子さんが精神障害をもっているかどうか、また双極性障害をもっているかどうか不明かもしれません。この本の最初の数章は、お子さんの問題が精神障害によって起きていると考えられるかどうかを判断するのに役に立つでしょう。判断の方法は、病名にかかわらず同じです。この情報は、あなたがお子さんを診断する手助けをするためのものではありません。そうではなくて、お子さんを助けるためにしなければならないことをあなたが実行するための手助けとなるでしょう。あなたのお子さんが、子育ての仕方を変えることや特別な食事療法、学校を変えることなどでは解決できない問題をもっているかもしれないとわかったとき、あなたが味わう困難な感情に対処する手助けもします。子どもの医療チームを正しく選び、そのチームに対応すること、子どもへの投薬、子どもをケアしながら同時に、あなた自身や家族の面倒をみること、将来の計画などに関する提案は、どんな診断が出ても通用するものです。また、双極性障害の診断を最終的に受ける子どもの多くは、最初ほかの障害として診断されることが多いので、この病気の子どもを育てることの複雑な難しさを経験している親御さんの体験を知ることは、きっと役に立つでしょう。

シンディとシェリルは、双極性障害の子どもが家族にいるという、直接の経験をしてきました。ジュリーの母親としてのシンディの記述には、❤の印を付けています。ジュリーの父、シンディの家族や友人と同様に、ほかの多くの親たちも同じような経験をしています。一部の名前は変えてありますが、話の内容は事実です。それは双極性障害をもつ子どもと暮らし、その子どもを愛している家族の経験を反映しています。

自分のきょうだいのジェシー、両親、シンディそして双極性障害をもつジュリーを観察したシェリルの記述が、複数の箇所で紹介され、この病気をもつ患者のきょうだいとして、また双極性障害をもつ子の親の友人として、そしてこの病気による影響を受けた家族としての視点を提供しています。シェリル個人の話は、20代後半まで診断・治療を受けずにいた小児期発症の双極性障害をもつ大人を家族としてもち、共に暮らす家族の経験を物語っています。

私たちは、この本の中の実例が、小児期に発症した双極性障害と対処する家族の実態を、これらの家族の経験と客観的な視点から見つめ、早期診断・治療の重要性を理解し、家族や友人がその経験をどのように感じ、語っているのかを学ぶ手助けになるよう望んでいます。さらにはこの本が、双極性障害の親御さんの心の整理を助けることで、彼らを支援している方々への助けとなり、彼らを理解し支援するのに役立つことを希望しています。

第1部　はじめに

第1章 自分が対処している現実を知る

子どもの誕生、それはささやかな、しかしかけがえのない未来への希望と夢の集積です。すべての親が、子育ての中でいつか夢と現実との違いに気づきます。しかし、一部の親にとって、その違いがあまりにも大きいことがあるのです。

わが子の行動が子育てをあたかも悪夢のように感じさせることがあるかもしれません。〝育てにくい子ども〟をもったと言ってみても、それから逃れることはできません。わが子の行動をコントロールするのに無力感を感じることもあるでしょう。何をしてもうまくいかないように思われても、努力を続けます。自分の子どもをほかの誰より理解していても、それが不十分だと感じるかもしれません。次に何をしたらいいか、わからなくなってしまいます。

でも、あなたはひとりぼっちではありません。何百万という親たちが同じような状態にあるのです。彼らは、自分の子育ての方法や学校や遊び友だちや食べ物を変えるだけでは問題が解決しないことを知っています。「うちの子にはどこか悪いところがあるのかしら」と尋ねてみるべきなのはそのときです。

♥「ジュリーがそうだったように、お子さんが延々と何時間も、慰めることができないほど泣き続けたり、あなたをフォークで襲ったり、階段で足をすくったり、蹴ったり、叩いたり、唾を吐きかけたりしたとき、あなたは、子どもにどこか悪いところがあるんだろうかと思わざるを得ないでしょう」

あなたに当てはまりますか

次に述べる内容の多くが、あなたの親としての毎日の生活に当てはまれば、あなたのお子さんが単に〝育てにくい子ども〟なのではなく、〝正常〟の範囲を超えていると考えてよいでしょう。

- 同じ年頃の子どもをもつ友だちと比べると、あなたの毎日の暮らしがとても違っていたり、極端に困難なように思われる。
- 簡単なはずの日課が、いつもとても大変である。
- 本棚は、あなたがお子さんに試しても効果のない育児書・しつけ法の本でいっぱいになっている。
- 友だちと同じようなしつけをしているのに、あなただけがうまくいかない。

- お子さんの問題行動はほかの子どもの問題行動と似ているが、もっと極端で、長く続き、コントロールするのが難しい、または不可能である。
- 家族の生活の統制がきかないと感ずる。また、お子さんの気分や行動が家族の行動を規制したり、家庭の雰囲気を支配している。
- まわりの人はあなたのお子さんが頭脳明晰だと評するが、あなたは頭が少し悪くてもいいから、毎日の生活がもっと楽になってほしいと思っている。
- 頭の中では自分がよい親だとわかっているが、敗北感を感じ始めている。
- お子さんには、本当にどこか悪いところがあるのかもしれないと思う。
- お子さんの行動は、あなたと一緒にいるときが最悪である。
- お子さんは学校では一日中問題がないが、あなたを見たとたんに豹変《ひょうへん》する。
- お子さんの行動が予測できないので、友だちの家に遊びにやるのが心配である。

シンディーの体験

♥ジュリーは赤ん坊のとき、泣いてばかりいました。まるで耐えきれない痛みをこらえているかのようでした。ジェフと私は、彼女が目を覚ましている間ずっと、かわりばんこに抱っこして、揺すっていました。１年間以上一緒に食事をしたことはなかったと思います。ある夜、彼女がひどく泣いたので、疲れきった私はすすり泣きながらジェフに、「いったい何が悪いのかしら、この子はきっとどこかが悪いに違いないわ」とどなりました。

診てもらった医師は皆、「腹痛ですよ」と言いました。でも私は内心、腹痛よりももっと大きな問題だと思っていました。ジュリーの小さな身体の中には、大きな力が潜んでいるかのようでした。彼女は抱っこをせがみましたが、その身体はいつもこわばっていました。決して緊張を解かず、私に寄りかかることもありませんでした。むしろ背中を反り返らせて、私から離れようとしました。首がすわった頃から、私の肩に頭を乗せようとはしませんでした。いつもイライラして、怒っているように見えました。驚いたことには、パーティーのときはとてもよい子でした。パーティーの騒ぎや興奮が大好きでした。「一日中刺激的なことがあれば、この子は本当にいい子なのにねえ」と私はいつも言っていました。

私は、「健診」の日をいつも指折り数えて待ちました。今度こそ答えが得られるのではないかと期待していましたが、毎回決まって、どこにも異常がないと言われるのでした。診察が終わって医師が部屋から出ていくのが恐怖でした。そのたびに、どうしていいかもわからないまま家路につかなければならないのでした。どうかこのままひとりで子どもと一緒に残さないでください、果てしなく泣き続けて眠れない夜に直面しなければならないわが家に帰さないでくださいと、医師に叫びたい気持ちでした。そうする代わりに私は押し黙っていました。小児科医は私の心のうちを知っていました。彼は私を見つめて首を振りながら言いました。「あなたは一生、お子さんのことで頭を痛めるでしょう。でもいつか、お子さんがあなたを誇りに思う日が訪れることを約束しますよ」。そのときの私には、その言葉は何の意味もありませんでした。しかし今、その言葉は私の未来への心の支えになっています。

15カ月間、満足な睡眠がとれませんでした。そのときの、孤独で暗い夜、まったくのひとりぼっちで、夜ごと彼女の心を必死に静め、寝かしつけようとしているさまを書くのは忍びありません。私は自分がひどい母親だとか、自分の生活を台なしにしてしまったと考えて、彼女のかたわらで忍び泣く夜が何度かあったのを思い出します。気が狂ってしまうのではないかと思うこともたびたびありました。彼女を投げ落としたいという衝動を抑えられなくなるのが怖くて、階段の手すりのそばを歩けなかった夜のことを覚えています。狂気との境をさまよい歩いたことが何回かあるのです。

ジュリーは身体的にも知的にも早熟でした。8カ月半で歩き始め、2歳までには完全な文を話すことができました。彼女のイライラは、成長の節目ごとに少し緩和されたように見えました。でも、たいていそれは長くは続きませんでした。

彼女のひどいかんしゃくが日常茶飯事となりました。ほとんど毎日、ときには日に何回も起こり、1回のかんしゃくが1、2時間続きました。彼女がそんなに大声で、そんなに長く泣き叫べるのが信じられませんでした。彼女はまったく自制を失った状態で、私を叩いたり蹴ったりしました。私は、彼女が疲れきって、そんな行動をやめるまで、うしろから抱いて手足を羽交《はが》い絞《じ》めにしました。またときには、噛まれないように頭を押さえなければなりませんでした。最もわからなかったのは、このようなかんしゃくが取るに足らない些細なことがきっかけで起きることでした。「ダメ」というひと言がかんしゃくを引き起こし、その日一日が台なしになってしまうこともありました。

幼い頃から、ジュリーは非常に頭脳明晰でした。彼女を知っている人は誰もが、その頭の回転と会話の能力を褒めてくれました。ほかのどの子よりも正確に話すことができ、早熟でした。私は、彼女のかかえる問題は彼女の天賦《てんぷ》の才《さい》ゆえに生じるものだと考えました。それが、私の心の中を渦巻き始めたほかのどの可能性よりも受け入れやすい説明だったからです。彼女のイライラは、彼女の頭脳の発達に身体の発達がついていけないために生じるものだと考えました。それでも、ほかのお母さんがジュリーの聡明さを褒めてくれるとき、それを自慢に思うことはまったくありませんでした。私は嫉妬していました。他人の子どもたちは〝ふつう〟で幸福です。それにひきかえ、自分の子どもは、どうしても解けないパズルのようでした。ジュリーがほかの子どものように、何の心配もたずにいるわけでも、幸福なわけでもないことを、私は知っていました。今でも、才能があるのが恵まれたことかどうか確信がもてません。それはとても大きなやりがいでもあり、一方では、自分の子はほかの子とは違っているということなのです。ジュリーを彼女と同じような才能のある子どものための学校（訳注　能力の高い、とくにIQの高い子どものための学校）に通わせてすぐ、彼女の才能が問題なわけではないことが明らかになりました。彼女が、深刻な問題行動を示し続けたからです。

ジュリーが5歳になるまでには、彼女が単に〝育てにくい〟子どもというのではなくて、どこか悪いところがあるか、そうでなければ自分にひどく問題があるのかのいずれかだと確信していました。あらゆる育児書を手当たりしだいに読みました。役立つものは何ひとつありませんでした。私の書棚は、『育てにくい子ども』『挑戦的な子ども』『協調性のない子ども』『才能を開花できない子ども』『うつ状態の子どもを助けるには』『爆発的な子ども』『愛と論理による子育て』『1、2、3、マジック』『効果的子育てトレーニング』などという本でいっぱいになりました。子育て教室（しつけの仕方を教える教室）にも通いました。怒りのコントロール、反抗性、他人への思いやり、注意力などに問題をもつ子どものための特別な音楽、ゲーム、ワークブックを買いました。本に書かれてあった方法は納得のいくものでしたが、どれも長続きしませんでした。問題は、彼女の行動が理屈で説明できるものではないということでした。彼女は非常にイライラしていて反抗的で、どんなテクニック（報酬、タイムアウト、ポイント表やスターチャートなど）（訳注　これらは子どもの問題行動を改善するためによく使われるテクニックで、著者が例としてあげている本にはこれらのテクニックがたくさん載っています。子育て教室でもこれらのテクニックが教えられています）を使っても、彼女に自分の行動を変えようという気を起こさせることができませんでした。自分の行動をコントロールすることが彼女には不可能だったからです。行動を〝手直しする〟というそれまでの試みがうまくいかないかもしれないと、気づき始めていました。

ついには、彼女が自分をコントロールできないときには、彼女の身の安全を確保し、私たちが離れているために、彼女の寝室に鍵をかけておかなければならなくなりました。これは、これまでにしなければならなかった最もつらいことのひとつです。多くの医師、セラピストやほかの親御さんたちがそれは正しかったと言ってくれますが、今でもそのときのことを考えると気分が悪くなります。頭では正しいことだとわかっています。自分や他人を傷つけることから彼女を守らなければならなかったのですから。このような子どもをもったことがない人は、閉められたドアの向こうからわが子が狂った動物のような叫び声をあげるのを聞きながら、なす術もない状態でいるのがどんなにつらいか、想像すらできないでしょう。

神経発達障害の可能性

ここまで読まれて、お子さんの行動に関してのあなたの心配にははっきりした根拠があると感じているかもしれません。何百万人という子どもたちと同様に、お子さんの問題行動は神経発達障害による症状かもしれません。この可能性を考えるのは、つらいことでしょう。なぜなら、ほんの少しでも、〝精神病〟をほのめかす用語には、大きな社会的偏見がつきまとうからです。

現在、この種の病気をあらわすのに、いくつかの異なる用語が使われています。その多くは、ほかの用語におきかえることができます。この本の中でもそうした使い方をしています。ですから、あなたにぴったり合うと思われるものを選びましょう。以下にいくつかの例をあげます。

○精神病
○精神障害
○神経発達障害

○神経生物学的障害
○神経心理学的障害
○心理発達障害
○脳障害
○行動障害
○気分障害

どの用語を使っても、身体的な病気が身体の特定部分の障害を示すのに対して、これらの病気では行動の障害が病気の症状に含まれることを除いては、身体的な病気となんら変わりません。それにもかかわらず、精神障害は誤解され、恐怖心を抱く人もいます。正しい知識をもつことが恐怖心をなくす最良の方法ですから、精神障害の定義を調べてみましょう。

１９９９年12月の「サージャン・ジェネラル・レポート（the Surgeon General's Report）」によると、精神障害とは、「思考、気分、行動の変化により特徴づけられ、人が正常に機能する能力を障害する健康状態である」とあります。

この定義を頭のすみにおいて、お子さんの行動を細部まで徹底して、客観的に見ることが賢明です。現在お子さんに起こっていることが精神障害ではないかと考えるのがどんなに怖くても、子どもが精神障害であるという答えを望んでいなくても、その可能性を無視するのではなく、あらゆる可能性を考え、それをよく検討したうえで除外したほうがいいのです。情報は力です。どんな結論に至るかとても怖くても、多くのことを知れば知るほど、お子さんを適切に助けることができるのです。もし、お子さんが別のタイプの脳の障害をもっていたら、それについてできる限りの知識を得て、迷うことなくその症状の手当てをするでしょう。精神の障害に対しても、同じ態度で臨みましょう。

第2章　精神の病気があるのかしら

精神病の可能性を考えるのはつらいことですが、診断や治療を先送りにしても、何の益もありません。もし病気だったら、子どもが成長しても病気が消えることはありません。早期診断と治療は、お子さんにしてあげられるあなたの最高の贈り物です。適切に診断され、治療が始まると、ほとんどの子どもは非常な進歩を遂げます。あなたやあなたのパートナーが気持ちのうえで病気を受け入れられるようになるまで受診するのを待ってはいけません。そういう日は決して来ないでしょう。精神の病気の症状は、子どもの正常な心理的発達を妨げ、自尊心を大きく傷つけるということも心に留めておいてください。次の一歩を踏み出すことを恐れないでください。あなたのお子さん、ご家族、あなた自身の生活をよりよく、また、より快適にするためにできることはたくさんあるのですから！

精神病の可能性をはっきりさせるには、あなた方の生活全般の困難さだけではなく、お子さんが示す個々の行動、つまりお子さん特有の態度、行動、気分を、時間をかけてじっくりと観察する必要があります。この章にかかげるさまざまな行動は、その参考になるでしょう。あなたの役割は、自分自身の判断やこの本あるいはほかの本から得た情報に基づいてお子さんを診断することではありません。その代わりに、専門家が病気の可能性を評価し、診断し、治療するための情報を集める必要があります。

次の表は、お子さんの行動を綿密にかつ客観的に観察するときの参考になるでしょう。多くの子どもが、この章に書かれた行動のいくつかを示しますが、双極性障害や、その他の気分障害、神経心理学的障害をもつ子どもには、このような行動が数多く見られます。彼らは病気によって非常に大きな影響を受け、正常に機能する能力が大きく障害されています。このような子どもとその家族の生活は、彼らの気分や行動に対処することに振り回されるのです。

「問題行動」とはどんな行動でしょうか

- ほかのことをするのを妨げる。
- 友だちや家族とのよい交流を妨げる。
- 家族が地域社会で活動するのを妨げる。
- 学習やその成果を妨げる。
- 社会活動への参加を妨げる。

- 成功を妨げる。
- 本人や他人に危険をもたらす。
- 家族の生活を不幸せにする。
- 子どもの自尊心をひどく傷つける。

双極性障害やその他の神経心理学的障害を疑わせる行動

たとえほかの子どもたちも次のような行動のいくつかを示したとしても、あなたのお子さんの場合に、その持続時間、頻度、深刻さ、激しさの程度がほかの子どもとどのくらい違っているのかを心に留めておいてください。このリストには、起こる可能性のある症状がすべて書き出してあると思ってください。あなたのお子さんが示さない行動もあるかもしれません。ふつうの子どもでもまったく同じ子どもがいないのと同様に、行動障害のある子どもも、たとえ診断が同じであっても、まったく同じということはありません。

赤ん坊のときにむずかることが多く、寝つきが悪い

「大泣きをするので医師に診てもらうと、サラには幼児性腹痛（コリック）（訳注　生後直後の乳児がしばしば起こす腹痛。夜泣きの原因になる）があるのだろうと言われました。ですから、サラの大泣きは、生後3カ月頃までにはおさまるだろうと期待していました。でも、彼女は18カ月になるまで、ほとんど毎日大泣きを続けたのです」

（ベイリー）

「出産後、息子は家に連れてこられたその日から非常にイライラしていました。生後12週まで泣き続けました。その後少し落ち着きましたが、私が抱いていないと眠らなかったので、ほとんど一日中抱っこ紐に入れて、連れて歩かなければなりませんでした。夜彼を寝かしつけるのは、何時間も続く苦行でした。なかなか落ち着かないうえに、ひとりでいるのをひどくいやがりました。彼は今7歳ですが、自分の部屋にひとりでいるのも、ひとりで寝るのもまだいやがります」

（リサ）

♥「ジュリーは、生まれたときから非常にイライラしていました。あまり眠りませんでしたし、いつもとても悲しげで、慰めようがありませんでした。私が何をしても彼女の気持ちを改善させることはできませんでした。私は敗北感を感じました。同じ年頃の子どもをもっている友だちを観察しました。その子どもたちは、ジュリーに比べてずっと幸せそうに見えました。私は新米ママとして、たちまち自信を失ってしまいました。オムツ替えから、授乳、そして親戚を訪問することのすべてがとても大変に思われました」

刺激に対する過剰な感受性（第4章の「感覚機能の統合の障害」の項も参照）

「6歳の娘は、聞いたり、嗅いだり、感じたり、味わったりする感覚が私よりずっと鋭敏です。彼女は、衣類についている表示タグや蛍光灯や〝クリーム状につぶした〟食べ物が我慢できません。一見些細に思えることが、非常な苦痛や混乱を引き起こすことがあります」（ジャネット）

「ジェレミーは、芝生が大嫌いでした。裸足でその上を歩けるようにさせるまで、数カ月かかりました。7歳になった今も、芝生の上で遊びたがりません。芝の感触が大嫌いだというのです」（マイク）

ふつうよりも強く、長く続く、重症の分離不安

♥「幼児の頃、ジュリーは私のそばを決して離れませんでした。彼女は超人的ともいえる力で私の脚にしがみついていました。12歳になった今でも、彼女は糊《のり》のように私に貼りついています。家の中でも外でも、私の行くところにはどこにでもついてきます。トイレに入ると、彼女はトイレのドアの外に立ち、ドアの下のすきまから私に話しかけるのです。電話をするときには、押入れ、裏庭、車庫などに隠れて話をする始末です。彼女が私の寝室のドアの鍵をこわしたので、私は気分を静めるためにひとりになることができません。彼女は、ひとりで遊ぶこともなければ、ひとりで楽しむこともありません。ひとりでいると考えるだけで、恐怖と不安に襲われてしまうのです」

「8歳のリアンを寝かしつけるのが、2時間におよぶ苦行となることがあります。彼はひとりで自分の部屋にいるのが嫌いなのです。目を覚ますと、彼が私のベッドの下の床で眠っていることがしばしばです。日中でも、私が彼の目の届かないところに行くのをいやがります。友だちと遊ぶときには、同じ部屋にいなければなりません。さもないと彼は友だちを残して私についてきてしまいます。乳児のときにはいつも私の膝で昼寝をしました。ベビーベッドに入れると激しく泣き、それはまるでパニックに陥っているかのようでした。私は彼を寝かしつけるのに必死で、そのためならどんなことでもしたでしょう」

（アニー）

早熟傾向

「デイビッドは早熟でした。ハイハイをせず、いきなり8カ月で歩き始めました。2歳のときにはすでに、大人のような口のきき方をしていました。3歳で本を読み始めました」

（ペイトン）

「ティムはどこへでも入り込み、何にでも頭を突っ込みました。部屋の鍵を開けたままにはできませんでした。8カ月を過ぎた頃には、乳児用柵やベビーサークルは役に立ちませんでした。彼はそれをよじのぼることができたのです。9カ月になると、乳児が開けられないようにデザインされたタンスの鍵をすべて開けることができました。1歳のときには、タンスの引き出しを出し、それを使ってカウンターの上までよじのぼるようになりました」

（アンディー）

❤「同じ年頃の仲間がまだ簡単な文さえろくに話せないとき、ジュリーはすでに、『最初の人類はどこから来たの？』というような難しい質問をしていました。いろいろなこと、それも複雑なことを知りたがりました。そのうえ単純な答えでは満足しませんでした」

忍耐力がない

「5歳のダリアは、オモチャに手が届かなかったり、ボタンを押せなかったり、靴がはけないと、激怒します。自分のやりたいことをうまく行うことのできない自分の肉体に怒りを感じているかのようです」

（デイビッド）

❤「簡単なことでも、ジュリーに頼むのはとても危険です。ほかのことをしていたり、気分が乗らないときには、大惨事に終わる可能性も少なくありません。彼女は、頼まれたことを始める前に泣き出すでしょう。それは、宿題でも同じです。ちょっとページを開いて泣き始め、自己否定的なことを言うか、非常に怒って私をどなり散らし始めます。問題をやろうとしても、イライラしているのでやり遂げることができないのです」

家での行動が最悪

「マシューが5年生のときの担任は、彼のことを優しく物静かな少年だと見ていました。先生は、彼が学校から帰ると5分後には泣き叫び、壁を叩き、私をののしるのだということをまったく知りません。どうして学校ではいい子でいられるのか、どうして私を見たとたん平静を失うのか、私には理解できません。私はマシューを先生と同じような見方で見たいと思います。それと同時に、私が経験していることを先生にも経験してほしいと思います」（ダイアン）

「7歳のデレクは家に帰るととたんに平静を失って行動の統制がきかなくなってしまいます。学校にいる間、必死に行動の統制を図っているので、家に帰るとそれ以上その状態を維持することができなくなってしまうからだと思います。彼は、家にいれば安全で、皆から愛されていて、平静を失っても大丈夫だとわかっているのです。彼が私に協力して自分をコントロールしてくれればいいと思うことがありますが、どんなときにも私が彼を愛していることを知っていてくれるのはうれしく思います」（マリア）

♥「ジュリーが1年生のとき、担任の先生は、私が彼女に薬を飲ませているなんて、私の頭がどうかしているに違いないと思っていました。担任は、ジュリーがかわいくて内気で思いやりのある生徒だと見ていたからです。同じクラスに息子がいる友だちがいました。彼女は担任にジュリーの家での行動を話してくれ、私が言っていることが本当であることを証明してくれました」

多弁で過剰なおしゃべりや、たくさんの考えが次々と頭に浮かぶこと

「5歳のリサは、『クリスマスにはバイクがほしいなあ、ブロッコリが好き？　どうしてボートは浮くの？』と息をつがずに言うことができます。ときどき、彼女の考えがあふれ出てくるスピードが速すぎて、はじめの話を言い終えないうちに次の話が始まってしまうこともあります」　（パメラ）

「ある夜、8歳のジョンが何度も部屋から出たり入ったりして、それが数十回も続いたとき、私は、『どうして眠れないの？』と大声でどなりました。すると彼は静かに私を見て、『だって、汽車のことや何を食べようかとか、窓の下に誰かが潜んでいるんじゃないかという心配とか、友だちのライアンのことだとか、部屋をどういうふうに模様替えしようかとか、何をして遊ぼうかとかを同時に考えてしまうんだ。だから寝つけないんだ』と言いました」　（サマンサ）

「レベッカの思考は、彼女が何かを成し遂げるじゃまになっているようです。9歳のとき、彼女は、『脳の一部を止めるスイッチがあればいいのに』と言いました。また別のときには学校の担任の先生に、『脳がおしゃべりをやめないので、与えられた課題ができません』と言いました」　（レイチェル）

頻繁で、急速で、劇的な気分の変化

「11歳の娘は、笑いながら楽しそうに何かに熱中していたかと思うと、突然、何の理由もなく悲しくなって、死にたいと言い出します」　（リアノン）

「パティオのドアや窓をこわした1時間にもおよぶ激怒の発作のあと、8歳のアダムの気分はあたかもスイッチが切り替わったかのように急に変わりました。突然私を抱きしめ、キスをして、私をどんなに愛しているかを話すのでした」

（スティーブ）

激しく極端な気分

♥「ジュリーには中間という状態がないように見えます。彼女は、この世の女王であるか、でなければ、この地上で最低の生き物です。彼女はときには自分をコントロールできないほどばかげていたり、幸せであるか、または非常に悲しいか、怒っていて、本人にとっても他人にとっても危険な状態です」

異常なエネルギーと活動レベル

「10歳のブリアンナは、正気でないほど気分が高揚していることがあります。はたから見ているだけでも疲れ果ててしまいます。彼女は壁からはね返るボールのようです。大声で、その場にふさわしくないことをまくしたてるのです」

（クリステル）

「娘はいつも極端に活動的です。私は、ほかの親御さんたちが『うちの子も活動的よ』と言うのを聞くのが大嫌いです。彼らは〝活動的〟というのがどういうことか、まったくわかっていません。彼らの子どもたちは私の娘と比べたら、スローモーションで動いているようなものです」

（デニース）

「ブランドンは決してじっとしていることができません。はねる馬のオモチャに乗りながらテレビを見るのがせいぜいです。これなら、たとえ動いていても、同じ場所にとどまっていられるからです」（モニカ）

「9歳のティアナのエネルギーレベルは、しばしば、ほかの誰とも正反対のようです。午後11時頃には目がさえきっていて飛びはねていても、午前8時にはとても疲れて気難しいのです」（マリアンヌ）

他人を操り、コントロールする行動

「もし、私が、サラのような態度をとる人と結婚していたとしたら、もう何年も前にとっくに離婚しているでしょう。支配的で、攻撃的で、意地悪く、かつ他人を巧みに操るような彼女の行動は、一緒にいて耐えられません。彼女は、横柄で、いたずらで、うるさく耳ざわりで、不快な態度をとり、何かで遊ぶということも決してなく、他人との間の適度な距離、空間を維持することができず、過剰に乱暴で攻撃的です。まだたった6歳だというのに」（トニー）

♥「まわりの人は皆、ジュリーのオモチャです。彼女は子犬の飼い主のようで、私たちは子犬です。彼女が人の行動を操ろうとしているのがわかります。自分のほしいものを手に入れるためだけにそうするのではなくて、他人を操ることを純粋に楽しんでいるようです。友だちや家族や学校の担任ばかりか、セラピストや精神科医までも操ろうとします」

イライラしやすい

「どんな些細なことでも、９歳のタラのかんしゃくの引き金になるんです。彼女の弟が自分のしていることに熱中しているときでも、彼女は、弟が意図的に彼女をイライラさせようとしているかのようにふるまうんです。もちろん、彼女は、自分の行動が他人を困らせる可能性があるなんて、これっぽっちも思ったことがありません。彼女の気にさわらないように、まるで割れやすい卵の殻の上を歩いているような気がすることがしばしばです」

（クラリス）

「ジャレッドほど機嫌の悪い子どもを、私はこれまでに見たことがありません。彼の気分は、とてもひどく不愉快なことがあります。幼い彼が気難しい老人のようにふるまうのは、見ていてとても奇妙です」

（ドナ）

極端に挑戦的で、他人から強い感情的な反応を引き出す傾向がある

♥「ジュリーとの関係は、それがよいときも悪いときも、その強さと激しさには驚かざるを得ません。彼女と共に感情のジェットコースターのてっぺんにのぼりつめたり、いちばん下に落ちたりしないで自分を保つために、もてる力のすべてを出しきらなければならないこともあります」

「息子にとって、他人が自分に対し満足しているかとか、激怒しているかとかは問題ではありません。他人から何らかの反応を引き出すためにはどんなことをするのもいとわないのです」（ケリー）

しつけに反応しない

❤「私はジュリーに、存在する限りのありとあらゆるしつけ法を試しました。どのしつけ法も役立たないということがどうしてあり得るのでしょうか。しつけは彼女の行動を改善させるどころか、悪化させてしまいます」

「7歳のデイビッドは、意地悪で不快な言葉を繰り返して叫びます。そうさせないために、罰としてお尻を叩くことから始まり、タイムアウト（気持ちを静めるために、ひとりの静かな環境におくこと）、ものを取り上げることなど、できる限りの方法を試みました。でも彼はまったく気にも留めません。言うことをきかないとどうなるかという私の脅しも、気に留めないのです。私が罰を与えても、自分がやりたいことをやり続けます」（マーシャ）

指示に従うことができない

❤「ジュリーは私の指示に従うより、むしろ最後まで抵抗するでしょう。彼女は指示されるのが大嫌いです。指示に従うことをいやがって、1時間以上も自分の部屋から出てこないことがあります。私の指示に従うことがまるで屈辱とでも思っているかのようです。彼女とゲームをしているときには、勝とうなどとは思わないことです。勝ちでもしようものなら、ゲームは投げつけられて、部屋の端から端まで飛んでいくでしょう」

「8歳のコールの最悪の行動は、私が彼に何かをするように指示したとたんに始まるようです。他人から何かをするように言われることが我慢できないのです。気軽な『こうしたら？』というようなアドバイスでも我慢できません。私に対する恨みを晴らすために、言われたことの正反対のことをしてのけます」

（ジャニー）

怒りのコントロールが難しい

❤「ジュリーはふつうに怒るわけではありません、激怒するのです」

「4歳のジェレミーは、またたく間に怒り出します。彼を止めることはできません。その怒りは状況にそぐわないように思えます」

（エリーザ）

「10歳のエリンの怒りの程度は原因の大小には関係ありません。彼女は怒るか、まったく怒らないかのどちらかです。そして、いったん怒ると、とても激しい怒り方をします。こんなにたびたび、こんな

に激しく怒れるなんて、私の想像をはるかに超えています」（ダナ）

脅すような、攻撃的で暴力的なエピソード

「５歳の息子の行動があまりにコントロール不能なので、ときどき眠るのが怖いことがあります。彼が夜中に突然目を覚まし、自分やきょうだいを傷つけるのではないかと怖いのです。正直言って、私も傷つけられるかもしれないと恐れています」（ロビン）

「６歳のジョンは最近非常に攻撃的です。私を叩いたり、ひどい口をきいたりします。昨日はうしろから、本で強く叩かれました。青あざができました。逆に私がそんなことをしたら、児童虐待で刑務所に入れられてしまうでしょう」（ドナ）

「11歳のジェイミーは、自分のものをとても乱暴に扱います。壁にものを投げつけたり、故意にこわしたり、まわりのものを手当たりしだい破壊するのです」（ケビン）

「カレブの暴力は、ものを投げることから始まり、そのうち、私や娘や父親を叩くようになりました。恐ろしいことに、８歳になると暴力はとてもひどくなり、妹を階段から突き落としました。彼のピザのにおいをかいだだけで、何度も犬を蹴りました。また、あとが残るほど強く妹の首を絞めたことが数回もあります」

（マディソン）

♥「ジュリーが6歳のときのある日、私が『タイムアウト』させたことに腹を立て、しばらく2階が異様に静かでした。そんなことはめったにないことなので、様子を見に2階に行きました。階段の最上段にヘアピンがたくさん並べてありました。カーペットの上に尖った先を上に向けて並べられていました。それはまさしく私にしかけた罠でした。私は、その残忍さだけでなく、それに要した時間と根気（ふだんはそんな根気はないのに）にショックを受けました」

長く、激しいかんしゃく

♥「私たちは、ほぼ3年間、恐ろしいかんしゃくを経験してきました。ジュリーは少なくとも1日に1回は2時間ほども続くかんしゃくを起こしました。金切り声をあげ、もだえ苦しむのです。彼女には人間離れした力があり、私を叩いたり自分の部屋をめちゃめちゃにすることがよくありました。私は心理士に電話をし、受話器をかかえて、現状を聞いてもらいました。ジュリーから身を守るために、彼女を押さえつけなければならないことがたびたびありました。彼女は、私を蹴ったり、叩いたり、殴ったり、噛んだり、唾を吐きかけたり、頭突きまで食らわせました。ときには口から泡を吹きました。私は、娘のそんな状態を見るまで、そういうことが実際に起こるとは思ってもいませんでした。それはとても恐ろしいことでした。彼女の目は野生の動物そのもので、いかにも爆発寸前であり、生きるために戦っているようでした」

「ジェレミーは激しく怒るとき、何時間も絶え間なく金切り声をあげ、自分の部屋を破壊し、繰り返しドアを叩き、壁を蹴ります。それでもまったく疲れを知りません。家には、壁の穴、こわれたドアのちょうつがい、ひび割れた鏡といった、彼の怒りの痕跡が残っています。もし彼のかんしゃくがほかの子どものかんしゃくと同じようなものだったら、どんなにうれしいでしょう。床の上に身を投げ出して泣く程度のかんしゃくなら、難なく対応できます。彼は、（ふつうの子がこのようなかんしゃくを起こす年齢である）2歳ではなくて、すでに6歳ですが、それでもふつうのかんしゃくであれば、私はそれを気にしません」

（ジャミー）

「ディロンにかんしゃくはありません。かんしゃくではなく、激怒するのです。かんしゃくは、2歳くらいの子ども、または甘やかされた子どもが、自分の思いどおりにならないときに起こすものです。ディロンは、叫び、家具を投げ、触れたものすべてをこわし、蹴り、殴り、噛み、叩きます。彼はもう9歳ですが、私たちはまだ乳児用の安全なつくりの家のままにしてあります。それで彼の行動が少し緩和されるのです。私は、彼が家をこわしている間に、自分や他人を傷つけるのではないかと恐れおののいています。その激しさと強さには信じがたいものがあります」

（シャノン）

衝動を抑えるのが苦手

♥「ジュリーには、〝話したり行動したりする前に考える〟という能力がないように思われます。自分の頭に浮かんだことはすべて、他人の感情など考えずに口に出してしまいます。彼女は他人に、太っているとか、口が臭い、禿げ、しわだらけ、などと言ってしまうんです。これが多くの不快で困惑する状況を招きます。彼女は必ずしも他人を傷つけようと思っているわけではないのですが、ほかの人のように『そんなことは言ってはいけないよ』と頭の中でささやく声をもち合わせていないのです」

「ベッキーは、触りたいものを見ると、すぐに触らずにはいられないようです。順番を待ったり列に並んだりするのは至難の業です。こういう行動は3歳児ならふつうであっても、8歳児ではそうはいえません」

（モーガン）

異常に高いエネルギー、落ち着きのなさ、注意の集中や持続の難しさ

♥「ジュリーを椅子に糊付《のりづ》けしておきたいと思うことが何度もあります。彼女は、単純作業ですら、それを終わらせるためにじっとすわって集中し続けることができません。彼女はたびたびやっていることを変えます。いつも何か新しい活動を見つけてやることが必要なんです。家のまわりを走ることもあります。彼女は疲れを知りません」

「9歳のマデリンは、グループ活動やスポーツに参加できません。説明を聞いているときや順番を待っている間、じっとしていることができないのです。自分の順番でないときには、走り回ったり、ほかのことをしようとします。彼女をグループ活動やスポーツに参加させるときに私たちが経験する不安を考えると、参加させる価値がありません。彼女にとってもちっとも楽しくない結果に終わるので、私たちはもう無理にこのような活動に参加させようとは思いません」

（エリカ）

抑制を欠く行動、社会の暗黙のルールに従えない

「9歳の息子はまるで世の中には何の制限もないかのような行動をします。レストランでテーブルの上によじのぼったり、PTAの会合でブーブー音の出るクッションを引っ張り出してその上にすわったり、店で自分のほしいものをケースから取り出すためにカウンターのうしろに入り込んだりします」

（カーラ）

爆発的で予期できないかんしゃく、突然気分を害したり、明らかな理由もなく問題行動を起こしたりする

「8歳の娘の態度は、〝まず攻撃してから許しを求める〟というものです。弟と仲良く遊んでいても、ゲームが自分の思いどおりにならなかったり、弟が彼女の気分を害するような音を立てると、弟は突然泣き出し、彼女は激怒します。それはしだいにエスカレートするのではなくて、まったく突然始まります。弟はいつ突然殴られるかわからないので、彼女ともう遊びたがりません。何の前ぶれもないからです」

（ナンシー）

♥「ジュリーのそばにいるときは、たとえうまくいっていても、常に不安を抱いています。なぜなら、私がすることや言うことがいつジュリーを怒らせるか、まったく予想できないからです。まるで地雷の埋まっているところを歩いているようなものです」

口汚くののしる

「12歳の息子は、私が自分の最悪の敵にさえ言わないようなことを私に向かって言います。私は彼の言葉のサンドバッグです。卑劣で不快で悪意のある言葉が彼の口からあふれ出てきます。言い終わると気分を直して、私に抱いてもらいたがり、キスをして、愛していると言います。私はまるでトラックにでも衝突したかのような気分です」

（ポーラ）

「私が息子のためにどれだけのことをしているかしれないのに、息子はしばしば、私は彼のために何もしないし、私を憎んでいる、私は世界一悪い母親だと言います。私を『ばかなメス犬』とまで呼びます。彼はまだ6歳。大きくなったら何を言い出すかと考えると、恐ろしくなります」

（メリッサ）

非常に反抗的で、敵対的である

「私の娘は、校長先生が彼女に話しかけている最中に立ち上がって、部屋を出て行ってしまいました。また、3年の担任の目の前で課題を破り捨ててしまいました」

（ケイティー）

♥「ジュリーに関することはすべて戦いのようです。彼女は議論のために議論をし、しかもその種のやりとりを、とくに父親や私ともちたがっているように見えます。ときにとても利己的で、悪意をもって他人を〝からかって〟楽しんでいるように見えます。議論が大好きなのです、自分の顔が青くなってしまうまで「空は緑だ」と主張しかねません。いつも議論の種を探しています。そして、相手が議論にのると見るや、たちまち議論をふっかけたり対決したりするのです。

誇大的——自分の能力や力に非現実的な信念をもつ

♥「ジュリーは、背が大人より低いこと以外には、自分と大人との間に差を認めていません。大人や権威に対して生来、何の尊敬の念ももっていません。なぜ大人の言うことを聞いたり、指示に従わなければいけないのか、まったく理解していないのです。幼児の頃からこのように感じていたのは明らかでした」

「7歳のレイチェルは躁状態のとき、本気で飛べると信じています。私は彼女が窓から飛び出すのを力ずくで止めなければなりません。こんなときでも、彼女には自分を傷つけるようなつもりはないのです。ただ、近所の空を飛び回ることができると本気で思っているのです」

（サンドラ）

「10歳のデイビッドは、自分が法律を超えていると考えています。他人にとっては違法であったり規則違反のことも、彼にとってはそうではありません。ある日、警官がバイクを盗んだことについて事情聴取に来ました。でも彼は警官を少しも怖がっていませんでした」

（カレン）

判断力の乏しさと危険な行動

「9歳のブランドンは危険な行動が大きな快感のようで、屋根によじのぼったり、階段の手すりの外側をのぼったり、窓の外にぶら下がったりします。私が死ぬほど不安を感じているのに、彼は楽しんでいるのです」

（アリスン）

「ジェシーは、ある日、学校ではなく家にいたいと思いました。担任は、彼女がトイレに行くのだと思っていました。彼女は、学校を出て、いくつも大きな通りを横切り、６キロも歩いて家に帰ってきました。彼女は7歳です」

（ロニー）

「ジェレミーが6歳のときのことです。庭で仕事をしていて、何か音がするので見上げると、ジェレミーが家の屋根を横切って歩いているのが見えました。あとで、なぜそのようなことをしたのか尋ねると、『2階は暑かったので、外の空気が吸いたかったんだ』と言いました」

（ダイアナ）

自責の念

「7歳の息子が『僕のこと、大嫌いなんでしょう。死ねばいいと思っているんでしょう。僕も自分が大嫌いだ。僕はこの世でいちばんばかな人間なんだ』と言うとき、私はなんて答えたらいいのでしょうか」

（ジョーダン）

♥「ときどき、私はジュリーに『自分のことをそんなふうに言わないで』と言います。彼女は自分のことを、ブスだの、ばかだの、たわけだの、まったく価値がない人間だのと言うのです。そんなふうに信じ込んでいる様子を見ると、とてもつらいです。そんなときは、何を言っても彼女の気持ちを和らげることはできず、そんな気持ちが通り過ぎるのを待つしかありません」

悲しく、空虚な気分

「8歳のカメロンは、ときどきとても悲しくなって、まるで何もかもがうまくいかないし、誰も自分のことを愛していないし気にもかけていないかのように感じるようです。彼はどうしていいかわからずに、家の中を歩き回ります。こんなとき、非常に悲観的で、動きもとても遅くなります」

（ネリー）

死にたい気持ちがある

「ジャスティンは、４歳のときにはじめて、自殺をほのめかすことを言いました。私は、自分の子どもが、命を絶とうとするということだけでなく、自殺を考えたり望んだりするほどつらい気持ちを経験しているのだと思うときの恐怖を、言葉にできません」

（ジュディ）

「ほかの６歳の仲間たちが死に興味をもち、死を恐れていた頃、アダムは〝自殺〟を考え、計画していました」

（クラウディア）

♥「ジュリーが自分の命を絶つことを話し始めたのは、５歳のときでした。それは、『死にたい』とか『もし私が死んだら、みんなもっと幸せになれるのに』という言葉から始まりました。窓から飛び降りる話を何度もし、実際に何回か窓を開けてみせました。台所からナイフをもってきて自分の首を切り落とす話や、速いスピードで走っている車から飛び降りる話をしたこともあります。これは、私を死ぬほど怖がらせました。もし彼女がそれを実行したら？　ほかの方法を試したら？　何千もの〝もし〟が頭に浮かび、死ぬほど不安になりました」

利己的傾向――すべてが自分のために

♥「どんなことでも、誰に関係したことでも、ジュリーは、すべてが自分に関係したことだと受けとります。私がバイクでケガをしたいとこの心配をしていると、私が他人に注意を向けているので自分のことを愛していないのに違いないと言うのです。店に彼女のお気に入りのマフィンが置いていないと、自分にいやがらせをする目的でそうしたのだと確信してしまいます。また夜に私が友だちと外出すると、彼女は、私が彼女から離れるためにそうしたのだと考えるのです」

共感、同情、後悔、他人の感情を理解することが苦手

「ローレンを謝らせるのは至難の業です。もう10歳なのでできていいことなのですが、他人の立場に立ってものごとを考えることができません。彼女の行動がほかの人に与える影響をどんなに説明しても、彼女には他人が自分に与える影響しかわからないのです」

（ニーナ）

「8歳のジョンは、他人の気持ちが傷つくとおもしろがりますが、誰かが彼の気分を悪くすると、その人たちは刑務所に送られるべきだと考えます。たとえほかの子どもが、自分がしたのとまったく同じことを彼に対してしたとしても、彼は同じことだとは思わないでしょう。彼は自分中心にしか考えません」

（ジェナ）

他人をわざと傷つける

♥「ジュリーが私の身体や気持ちを傷つけるのは日常茶飯事です。彼女は突然、うしろから飛びかかってきたり、お尻をはたいたり、首のまわりをつかんだりします。私がデブだとか、着ているものが不格好だとか言うのです。わざと傷つけようとしているみたいです。私が彼女の行動をどう感じているかを伝えたり、彼女が私を傷つけていることを説明しても、それを無視します。ときどきは私が話したすぐあとに同じことを繰り返します」

「娘の親友は、幼稚園の戸口で、満面に笑みをたたえて娘を迎えてくれました。彼は手を差し出して彼女にプレゼントをわたして、彼女のために特別にとっておいたものだと言いました。彼女はそれをつかみ、床に投げ、足で踏みつぶしました。そのときの彼の傷ついた表情といったら……。彼女はそれを愉快そうに見ていて、私は消え入りたい気持ちでした」　　（アメリア）

理由もなく、または些細なことで泣き叫ぶ

❤「ジュリーは暇さえあれば泣いています。彼女のことを思うと、とても悲しいです。泣く理由のほとんどが非常に些細なことなので、どのように対応したらいいのかわかりません。単純な『ダメ』というひと言や、ベッドカバーが曲がっているとか、『食事の時間よ』と言われることが、泣くきっかけになるのです。実際、彼女は朝泣きながら目覚めるのです」

夜驚症や、必要な睡眠時間の極端な変動などの睡眠の問題

「私は新米の母親になったような気がします。私の睡眠量は7歳のわが子の睡眠量で決まるのです。ときに彼は2時間睡眠をとっただけで笑みを浮かべて目を覚まし、そのまま翌日の活動に入れます。また一日中眠っていて、一晩中起きていたりすることもあります。残念なことに、彼がその日必要とする睡眠量を予測する方法はありません」

（ジェニファー）

「6歳のベッキーの悪夢は非常に強烈なので、起きてからもその夢を経験し続けます。彼女は、血が見えるし、痛みを感じると言います」

（レベッカ）

「9歳のアビーは、自分の部屋の模様替えをしながら幾夜も過ごします。寝る時間なのに、家具を移動したり、本棚を整頓したり、ビーニーベイビーズ（訳注　米国で人気の手のひらサイズのぬいぐるみ。動物や昆虫などのいろいろな種類のものがある）を並べて何時間も過ごします。気が狂っているとか気分を害しているのではなくて、何かをしなければならないというエネルギーをうちに秘めているように見えます。ベッドに横になることができないようなのです」

（モーリーン）

「私は10歳の息子の部屋に子ども用の監視装置を置いています。彼がスイッチを切ってしまわないように隠してあります。寝息が聞こえれば、眠っているのがわかります。起きだす音が聞こえたら、すぐに様子を見に行きます。夜中でも何をしでかすかわからないからです」

（クインシー）

嘘をつく

♥「ジュリーは根っからの嘘つきです。私の顔をまともに見て、唇を紫色にしたまま、紫色の棒つきアイスクリームを食べていないと言い張るのです。私が唇の色を指摘し、ゴミ箱の中の空の包装紙を見せても、彼女はそれを否定します。嘘を楽しんでいるように見えることもあります。それは彼女が人をオモチャのように扱う手段のひとつです。嘘をつくのは彼女の好きな気晴らしのひとつのようです」

押しつけがましい行動をとる

「8歳の息子は、傍若無人《ぼうじゃくぶじん》な行動をします。文字どおり顔を付き合わせるようにして話をしたり、人にわかってもらいたいことにしつこくこだわり、強引に押しつけます。人との適切な距離が理解できず、そのようにして私たちを不快にするのを楽しんでいるかのようです」

（ラリー）

友だちとの問題

♥「友だちになったりそれを長続きさせたりすることは、ジュリーにはとても難しいことです。みんな、最初は彼女にひかれるようですが、すぐに興味を失ってしまいます。彼女はいばりちらし、妥協することができず、融通もきかず、自分がしたいことにしか興味がありません。『あなたとはもう遊びたくないわ。家に帰って』とか『バカなやつ』と言うことを何とも思わないのです。そして翌日には、その友だちがまた自分と遊びたがるだろうと思っているのです」

現実感の喪失または幻覚

「娘はときどき、頭の中で考えていることと現実との違いがわからなくなります。あるとき、学校に行く前に、犬にえさをやらなければならないと言い続けました。シリアルをボールに入れて床に置き、犬を探し続けました。でも私たちは犬を飼っていません。それは夏休みの間のできごとで、私は死ぬほど不安になりました」

（ジャッキー）

「私たちはみんなで一緒に遊んで、とても楽しい時を過ごしていました。すると突然、5歳の娘が『ママ、あの小さな女の子が泣いてるわ』と言いました。私は『どの子？』と尋ねました。彼女は、『おうちにいるあの小さな子よ。彼女が泣いてるのが聞こえるわ』と言いました。私の家に、そんな子はいないのです」

（アリシア）

「ミッシェルが8歳で薬の治療を始める前、何もいないのに、彼女には壁を這っている虫が見えました。また別のときには、男の人が自分の部屋にいるのが見えると言いました。それは夫と私に恐怖を与えました」

（リン）

性に対する強い関心と挑発的な行動

「アビーは〝セクシー〟な行動をしようとして、とても挑発的に身体を動かします。ときどき、父親や私に場にそぐわない不適切なやり方でキスをしようとします。私の胸にも触ろうとします。6歳のときから始まったのですが、こんなに幼い子どもが露骨に性的な行動をとるのはふつうとは思えません」
（ステイシー）

「恥ずかしいことですが、7歳の息子は頻繁に自慰をします。ときどき私たちの前でそれをしようとするので、彼を自分の部屋に行かせなければなりません。学校や誰かの家でしようとしたら、どうしたらいいのでしょう」
（エレーナ）

「9歳の息子は、性的な言葉や行動にとりつかれることがあります。昨夜は私に『ひと晩中やりたかないかい、ベイビー』と書いたメモをよこしたんです」
（アンナ）

不適切な排尿

「私は、6歳のジョアンヌが汚い洗濯かごにおしっこをしているところを見つけたり、彼女の部屋のドレッサーと壁の間におしっこのしみがあるのを見つけました。彼女の部屋のすぐ隣にトイレがあるのにです。そのことにとてもとまどいます」
（キンバリー）

「ケリーが8歳のある日、彼女は私にとても腹を立て、私の前に立ち、にらみつけ、おしっこをしてびしょぬれになりました」

（ステファニー）

炭水化物や甘いものに対する強い嗜好

「もし8歳のメリッサに自分の好きなようにさせれば、キャンディーとヌードル以外は何も食べないでしょう」

（サリー）

♥「ジュリーがときどきドアを閉めて食品庫にいるのを見かけます。そこで砂糖やアイシング（ケーキにかける砂糖衣）をなめているのでしょう。彼女の部屋で、チョコレートや大量のキャンディーやシリアルの包みを見つけます。それは不思議なことです。私はふだん彼女が食べるものを制限したりしません（ボールの中の砂糖をなめることを勧めるかどうかは疑わしいですが）。彼女が隠さなければならないと思う理由がわかりません」

毎朝のひと騒動

「私にとって1日のうちで最も大変なのは朝です。7歳のジェイクを起こして学校に行く準備をさせなければなりません。家中がたちまちストレスに満ちた状態になります。彼はベッドから起きるのがとてもつらいのです。疲れていて起きられないと言い、目を開く前に泣き始めます。1時間かそれ以上泣き、それから着替え、食事、歯磨きなどのごくふつうのことをめぐって、毎朝大げんかになります。彼

がようやく学校に出かける頃には、私は疲れきってベッドに戻って休みたい気分です」（キャンディス）

「12歳のケビンを起こすのはいつも、冬眠中の灰色グマを起こすようなものです。それは文字どおり、深い眠りの真っ最中の誰かを起こそうとするようなものです。起こすには長い時間がかかります。起きて1時間ほどもうろうとし、ふらふらした状態が続きます。まるで二日酔いのようです。ベッドに横たわったままのケビンに衣服を着せたことが何度もあります。ときには、立たせるためにベッドから力ずくで引っ張り出さなければなりません。学校に行こうとドアを出るときに、ようやく本当に目が覚めるようです」（シェリル）

「友人が『自分の5歳の子どもが朝早く自分たちを起こしにくる』と不平を言うのを聞くと、私は嫉妬を感じます。娘のジェナは夜中遅くまで起きているので、翌朝彼女を起こすのはほとんど不可能です。毎朝が戦いです。幼稚園の間は少し遅くてもかまいませんが、来年小学校に入ったらどうなるかと心配です」（トリシア）

動物を虐待する

「息子は猫にひどいことをしていました。8歳のとき、テープで猫の足を一まとめに縛った上、尻尾をドアにはさもうとしたのです。私たちが見ていないところでは、猫を蹴り、いじめました」（タミー）

「11歳の息子は犬をいじめるのが好きなのです。最近、凍るように冷たいプールに犬を投げ込みました」

（ジェフ）

自傷

「娘は10歳のとき、何カ月もの間自分の髪を抜きました。それで彼女の頭の一部が禿げたのに気づきました。そのうち、まつ毛や眉毛も抜くようになりました。ひどいことでした。私は胃が痛くなりました。子どもが自分で自分を傷つけるのを見ているのがどんなにおぞましいことか、実際に経験しなければ想像できないでしょう」

（エイミー）

♥「それは、大きな反復する鈍い音で始まりました。何ごとかと2階に行ってみると、10歳のジュリーが何度も壁に頭を打ちつけているのです。彼女の頭から血が流れていて、壁には穴があいていました。どうしてそんなことをするのか尋ねると、彼女は『わからない、わからない』と言いました。欲求不満を処理する別の方法をどんなに話し合っても、それをやめることができないようです。彼女の自傷行為のレパートリーをすべて知り尽くしたと思ったとたん、また新たなものが出現します。彼女が次にどんなことをするのか予想できません」

あなたの子育ての経験が第1章に書かれているようなもので、お子さんの行動がここに書いた

ようなことと多くの点で一致するなら、専門家にお子さんを診てもらうのがいいと思います。お子さんはすでに診察を受けているかもしれません。過去にひとり、あるいは複数の医師に、お子さんの行動について相談されているかもしれません。「彼女にはもっと規律のある環境が必要なだけです」「男の子はこんなもんですよ」「成長すればおさまりますよ」といった言葉で、取り越し苦労だと片づけられたかもしれません。でも、あなたは心のどこかでその言葉を疑っているはずです。でなければ、この本を読もうとするはずはありません。もしお子さんに深刻な身体の病気があるのではないかと思ったら、正確な情報を得たと納得するまで、セカンドオピニオン、サードオピニオン……、多くの意見を求め続けるでしょう。お子さんを助けるのに必要なものが得られるまで、これと同じ方法をとりましょう。正しい診断を得ることが、必要なものを手に入れる第一歩です。

第3章　診断を受ける

診断とは

診断を受けるのは怖いことかもしれません。それは、あなたのお子さんはただ単にほかの子どもと違っているとか、扱いにくいというのではなく、治療しなければならない病気があるということを専門家が認めることを意味するからです。最初は、診断がついたことをよくないことのように感じるかもしれません。しかし、お子さんにレッテルをはることが不愉快でも、また他人があなたのお子さんを今までと違うように扱うかもしれないという危惧があっても、できるだけ正確な診断を受けることをお勧めします。あなたの心の中には、診断を恐れる気持ちと同時に、実際に何が起こっているのか見極めたいという気持ちがあるでしょう。診断を受けるということは、お子さんの生活を改善するための決定的な貴重な第一歩です。

診断って何ですか？

- 一連の症状を短い言葉であらわす方法。
- 専門家の間でこれらの症状を話し合う手段。
- 子どもの行動に関する仮説。
- 最も重要なのは、診断によって、子どもが医療、保健、福祉、教育のサービスを受けられるようになること。

診断してくれる医師を探す

診断を受けるためには専門家の助けが必要です。精神状態を評価する訓練を受けた専門家にはいろいろな人たちがいます。精神科医は精神・情緒の問題の診断、治療、予防、薬の処方と管理をする医師です。心理士は医師ではなく、人間の心の動きのプロセスや行動の専門家で、精神・行動・情緒障害の診断・検査・治療に関わります。セラピスト、カウンセラー、ソーシャルワーカーは、種々のアセスメント（評価）や精神療法を提供する専門家です。

お子さんが多くの行動上の問題をかかえていて、双極性障害の診断が疑われる場合の最良の選択は、精神科医、できれば小児を専門とした精神科医を受診することです。彼らは、小児精神に関する最も包括的な訓練を積んでいて、薬を処方することもできます。お子さんを診断できる精神科医を見つけるには、あなたが経験している困難に親身になってくれている専門家にきくのがいいでしょう。この中には、小児科医、学校心理士やスクールカウンセラーが含まれます。地域の精神科の病院、健康保険会社の地域の診療所リスト、精神障害者サポートグループ、全米精神障害者協会（National Alliance for Mentally Ill）、地域の精神科協会、インターネット医師検索を利用することもできます。また、問題をかかえた子どもをもつ人に尋ねることができればさらにいいでしょう。まず何をすればいいか、アドバイスしてくれるかもしれません。

保険の種類によっては、最初から直接精神科医を受診することが難しいこともあります。精神医療の専門家を受診する前に、かかりつけの小児科医から紹介してもらわなければならないかもしれません。またお子さんが受けられるサービスのタイプや金額に上限があるかもしれません。お子さんを診断できる医師に診てもらうために、あれこれと方策をとらなければならないかもしれません。しかし、もしお子さんがある特定の精神病であると診断されると、適用される規則が変わります。法律的にも、双極性障害やほかのいくつかの精神病は生物学的基盤に基づくものと考えられています。これは、それが身体の病気であり、情緒的な問題ではないことを意味します。したがって、法のもとに、ほかの身体の病気と同様に保険が適用されます。心の問題への保証が限定されるというルールは当てはまりません（保険に関しては第11章参照）。これは正式な診断を受けることがいかに大切かのよい例です。診断がつくことで、保険のカバーする内容が大きく変わるのです。

精神の病と診断された人は、正式に診断される前にも何年にもわたり、病気の症状が見られていたことがほとんどです。子どもにはそのように時間を無駄にしている余裕はないので、すべての精神科医が適切な医師だと安易に考えてはいけません。今まで多くの医師とのやりとりの中で経験してきたように、また、ほかの病気のときにも経験するように、あなたとお子さんにとって最良の医師を見つけるために、医師をふるいにかける必要があります。

「また専門家の診察を受けなければならないなんて、信じられない気持ちです。ザックは今までに、小児科医、学校心理士、精神科医に診てもらいました。注意欠陥／多動性障害（ＡＤＨＤ）という診断への彼らの治療はまったく効果がありません。学校での注意の欠如だけが問題ではないのに、そのことしか考えてくれません。私にはそれ以外の問題があるとわかっていますが、彼らは『リタリン』（訳注　ＡＤＨＤの治療薬）だけが答えだと思っています。私はまたすべてをゼロから始めて、この問題の根底に迫らなければならないのです」（ジョアン）

先生（診断をしてくれるすべての医療専門家に対して、この言葉を使います）の中には、初回は無料で診てくれるところもあります。最初に会う時間を決めるときには、予約ではなく無料の相談を受けられるかどうか尋ねましょう。もし、無料の相談のない場合、予約をとる前に、電話で話すことができるかどうか尋ねてください。信頼のできる先生に会えるまで、できるだけ多くの先生と話したり会ったりしてください。初診時にはお子さんを連れていかないほうがいいでしょう。自由に話したいと思うでしょうから。ご自分のお子さんが診察を受けて、その後、その先生が子どもに適した先生ではないとわかったりするのはいやでしょう。あなたの役割はその先生がお子さんにとって適切な先生かどうかを判断することです。先生はお子さんについての質問もしますが、これは実際にはあなたとの会話です。あなたも質問をする用意をしておきましょう。

先生への質問

- 小児の精神および行動の問題に関して、ご専門は何ですか。
- 小児の双極性障害やその他の神経発達障害に関して、どのような経験がおありですか。

この２つの質問に対するその先生の答えが好ましければ、残りの質問を続けましょう。もしそうでなければ、ほかの先生に変えましょう。

- 小児の精神の問題に関する最新の研究の情報をどのように入手していらっしゃいますか。
- 診断はどのような手順でなさいますか。

- 私からはどんな情報が必要ですか。また、私のパートナーからはいかがですか。
- どのように予約をとったらいいですか。また、急な予約が必要なとき、どのくらいすぐに予約がとれますか。
- 保険診療は可能ですか。
- 必要なとき、電話やメールで連絡できますか。
- 夜間、休日の診療の体制はどうなっていますか。また、ほかの先生と夜間休日診療の協力体制がありますか。
- 薬物投与に関する方針はどんなものですか。子どもに向精神薬を与えるのが適当なとき、および不適当なときはどんなときだとお考えですか。
- 子どもの学校や教師と関わっていただけますか。
- デイケアや特別支援教育などの治療方法について、どのくらい詳しいですか。

先生に求める資質

先生と最初に話をするとき、以下のことについての先生の能力に注意を払ってください。

- 関心を示し、協力的である。
- 積極的に質問を受け、情報を提供してくれる。
- 子どもについての質問をしてくる。
- 小児神経発達障害についてよく知っているようである。
- 子どもの治療にあなたが関わることを歓迎してくれるようである。
- 興味と尊敬をもって話を聞いてくれる。
- あなたとよい関係を築くことができ、また、子どもと会うことに興味をもっているようである。
- あなたが理解でき、安心感をもてるように話をしてくれる。
- 正しい方向に向かっているという印象を与える。
- 急がせずに、あなたを助けてくれるだけの時間をとると感じさせてくれる。

はじめての予約のための準備

いったん先生を選んだら、次は最初の予約への準備をしましょう。まだであれば、あなたとお子さんの心の準備のために、初診時にどんなことをするのかを先生に尋ねましょう。ひとりで行くべきか、お子さんと一緒に行くべきかを尋ねましょう。あなたからどんな情報をどんな方法で得たいのでしょうか。お子さんを診るとき、お子さんにどんなことをするのでしょうか。受診中あなたはお子さんとずっと一緒にいるのでしょうか、それとも、少しの間だけ一緒にいるのでしょうか。

「私は、8歳のジョーに、脳の化学が専門で、脳がどのように行動に影響するかについて詳しい先生に診てもらいにいくのだと言いました。息子と、身体をコントロールする小児科医、歯を診てくれる歯科医、目を診てくれる眼科医に診てもらったときのことを話しました。彼は自分の脳を診てくれる精神科医のところに行くという考えを全面的に受け入れていました。『先生は脳を直接見たり触ったりすることができないでしょ。だから、何が起こっているか知るためには、あなたの行動や気持ちをあなたから聞くことがたったひとつの方法なのよ』と説明しました」

（サミー）

次のステップは、お子さんの行動を完全に、正直に、正確に話す準備をすることです。先生、とくに精神科医を受診するのはとても緊張し不安になるので、記憶だけに頼らないほうがいいでしょう。まだ作っていなければ、あなたが問題だと思う行動のリストを作りましょう。とくに心配していることをリストにしましょう。お子さんが最悪のときの具体例を書き留めておきましょう。第2章での「問題行動」のリスト（14ページ）をチェックリストとして利用し、それを持参してもいいでしょう。誇張したり、また反対にたいしたことがないように言ったりしないで、できるだけそのままの話をしましょう。先生には、お子さんの行動に関するあなたの話がとても参考になるので、準備をしておけば受診がスムーズになります。人に話すとき、お子さんの問題を軽く話そうとする傾向があるかもしれません。しかし、ここは深刻な問題を軽口ですませていい場合ではありません。

「数年間、ミシェルに起こっていることがどういうことなのかを知ろうと苦労した末に、ようやく診断を受けることになりました。私たちは『何かがおかしい』と考えてきました。でも事態を真剣に受けとってくれる人が見つかりませんでした。誰かが何かの注意を払ってくれるたびに、パズルが少しずつ解かれていきました。でも、決して全体を知ることはできませんでした。私たちが診断を得ることができたのは、彼女の気分や行動を記録し続けたからです。一日の中での特定の時間の行動、睡眠、困難な状況でどんなときにどんな行動をとるか、どんなときに気分を害するか、あるいは、どんなとき異常に活動的になるかなど、彼女の生活のあらゆる面を記録しました。それから、その情報を評価し、何が問題かを理解できる先生を見つけました。すべてを書き留めることによって、先生と意思の疎通《そつう》ができ、先生が正確な診断をするために必要なすべての情報を提供することができました」（カーリー）

はじめての予約に備えるその他の方法

先生がはじめての診察時に何をするのかを見極めると同時に、お子さんには何が起こるかを説明しなければなりません。また、お子さんの行動に関するメモを用意します。準備しなければならないことを、以下にまとめてみます。
○もし必要なら、かかりつけの小児科医から紹介状をもらっておきます。
○先生がお子さんに関するすべての医療情報をもっているかどうか確かめます。かかりつけの小児科医に、情報のコピーを提供してくれるようお願いしなければならないかもしれません。その情報が先生に届くまでの期間を考えて、予約日に余裕をもたせましょう。
○お子さんが今までにかかった病気や発達の遅れの有無、あなたの妊娠・出産・産後に関する質問に答えられるよう準備します。いつ歩き始めたか、いつ話し始めたかなどの発達過程を記録した母子手帳があれば、それをもっていきましょう。なければ、昔のアルバムを見たり、祖父母に尋ねて、お子さんの過去の病気や成長発育の過程を思い出しておきます。
○多くの病気は遺伝性なので、家族歴も確かめておきます。精神の問題や、自殺、依存症、うつ病、またはアルコールに関する問題をもった親類がいるかどうかについて考えてみましょう。また家族の薬による治療歴、車の事故の有無や交通違反歴、金銭を扱う能力、結婚歴、とっぴな行動をとる人がいたかどうかなどについても考える必要があるかもしれません。思い出せないことや知らない情報を提供してもらえそうな家族に電話で尋ねてみましょう。これらの情報はあなたの家系で診断のついていない双極性障害やほかの精神の病気の存在を明らかにする助けとなります。以前は、今のように明確な診断ができる時代ではなかったので、できるだけ多く、かつ詳しい情報を得ることは非常に重要です。このような病気は、家族によっては、〝神経病〟〝ノイローゼ〟、あるいは〝気分屋〟〝沈んだ人〟、または〝躁うつ病〟といった古い病名で覚えているかもしれません。飲んでいた薬がわかれば、先生は、その人がどんな症状をもっていたか、そしてそれと同様な症状がお子さんに出ているかどうかを検討することができます。

○あなた自身やパートナーのこれまでの精神状態についても話せるように準備しておきます。

○薬物療法の可能性を考えましょう。あなたが心開かれた態度でいることが大切です。薬の話をする心の準備ができていれば、いろいろな質問をすることができますし、薬に関する先生の考えを知ることができるでしょう。あなたは、薬の治療に積極的になるべきかどうか、迷っているでしょう。その気持ちと心配を先生に伝えましょう。薬について知らなければならないことは、第8章で述べます。

○お子さんに関する記憶や観察は、両親で違っているものなので、ミーティングにはふたりで出席すべきです。両親が一緒に、先生の話をじかに聞くという意味でも大切です。

○メモやノートに記録します。先生の許可が得られれば録音しましょう。そうすれば、あとでその情報を参考にすることができます。
○お子さんを精神科の診察に連れていくことで、その後の一連の行動が決まってしまうわけではないので安心してください。もし精神病と診断されなければ、お子さんを助けるほかの方法を探し始めることができます。もし病気であれば、効果的な治療を始めることを決心できるでしょう。

「女友だちは、メラニーを精神科医に連れていく私を元気づけてくれました。メラニーが体育の授業で指をケガしたことがあったのですが、その友だちは、レントゲン写真を撮るためにメラニーを病院に連れていくべきか、私が迷ったときのことを思い出させてくれたのです。私は最終的に、指の骨が折れているにもかかわらず何もしないことのほうが、病院に連れていって骨折していないとわかるよりもずっと悪いことだと思って、メラニーを連れていきました。つまり、病院に行ったからといって、骨折しているかいないかが変わることはないのです。精神科に行くことも、ほかの科の医者に診てもらうときと同じように判断しなければならないのです」
（リンダ）

「7歳の息子ジョーイは、ある晩10時頃私の部屋に来て、自分のことが頭の中を駆けめぐって困る、考えるととてもいやなんだ、と言いました。詳しく話すように言うと、『ときどきものすごく頭にきて、自分に噛みついてしまう。頭にくる理由なんて何もないのに、どうしようもないんだ』と言いました。彼は助けを求めていました。私は心が痛くなりました。この言葉のほかにも、彼は1カ月ほど、複雑な指しゃぶりを、強迫的にコントロール不能なほどにしょっちゅうするのを止められませんでした。家族に強迫性障害の者がいるので、彼に診療を受けさせる必要があるのはわかっていましたが、精神科医の予約をとるという仕事は私の〝しなければならないことリスト〟に書かれたままでした。1週間後、ジョーイは、もう医師に相談したかと私に尋ねました。子どもが精神科を受診することに何の異論もなかったはずなのに、いざ自分の番となると、それはとても難しいことに感じられました。小児科医に話をして、紹介状をもらい、保険を確認し、予約をとる電話をかけたとき、いろいろな不安から解放され、落ち着いた気持ちになれました。治療が必要かどうか知りたいと、予約した精神科医に話すと、『あなたが話したジョーイの症状は、典型的な強迫性障害の症状です』と言われました。私は心配なことをリストに書き込み、最初の受診を心待ちにしました。ジョーイに、頭の中を駆けめぐるいやな考えのことを相談するために受診の予約をとったことを告げると、彼は喜び、私を抱きしめました」（シェリル）

「タリアを精神科に連れていくのはとても複雑な気持ちでした。恥ずかしいような、安心するような、怖いような、そんな気持ちが同時にしました。自分の育て方が悪いと言われるのではないかと不安でした。心の底では、彼女の行動がコントロールできないものだとわかっていました。小児科医も、私たちがとるべき次のステップとして、精神科医を受診することを勧めました。それでも、もし精神科医から

『あなたたちのためにできることは何もない』と言われたらどうしようと、心配でたまりませんでした。精神科医が私の肩を叩いて、『あなたは正しいことをしたし、私はあなたたちとタリアのよい味方になれると思う』と言ってくれたときにどんな気持ちになったか、言葉ではあらわせません」（ケイシャ）

♥「私は、ジュリーが5歳のとき、専門家の助けを探し始めました。３歳半から受けていた才能のある子どものための特別プログラムを続けるために、正式な知能テストが必要でした。私はすばらしい心理士を紹介されました。気がついてみると、私はジュリーに関するトラブルについて彼女にぶちまけていました。彼女はほんの少し説明されただけで、ジュリーのことをよく理解できるようでした。私はこれまで自分ひとりで運んでいた大きな箱の片側を誰かが一緒にもってくれたように感じました。突然肩の荷が少し下りたような気がしたのです。これが、双極性障害の世界への未知なる旅の始まりでした」

双極性障害の診断

精神障害の診断は非常に難しいものです。とくに双極性障害はそうです。病気の存在を証明できる血液検査、レントゲン、身体的検査はありません。症状を理解するのは容易でないし、肉眼では見えません。診断は、少しずつほかの病気を除外した結果であり、試行錯誤の結果であることが多いのです。診断はしばしば、患者の〝行動〟、おもに両親による行動の記録と薬や治療に対する反応に基づいています。

精神科の専門家はＤＳＭ（米国精神医学会発行の精神障害の診断・統計マニュアル）と呼ばれる基準に従って診断します。ＤＳＭにはすべての病気を診断するための基準が示されています。ＤＳＭは精神障害を診断する細かい基準を提供しますが、それぞれの基準が当てはまるかどうかを判断するためには関連のあるほかのいろいろな要素を考慮しなければならず、見かけよりずっと複雑です。また、多くの症状は、ほかの障害でも見られるものです。したがって、診断を受けるには専門家の正確な知識が必要なのです。

ミニ知識

次に、双極性障害の診断に関する重要な用語について、簡単に説明します。

診断 個々の病状のひとまとまりをあらわすために専門家が使う用語。

診断基準 特定の障害の診断に必要な具体的な症状のリスト。

躁《そう》 異常に強い情熱、興味、イライラを伴う欲望、わきあがり変化する思考、異常な高揚感、極端な多動。

うつ　集中力の低下、睡眠の重度の障害、エネルギーの低下、体調不良、イライラ感、極端な悲しみ、落胆、希望のなさ。
ディスフォリア（「混合状態」ともいう）　躁とうつとが混在した状態、または急激かつ頻繁に一方から他方へと変化する状態。
周期　異なった精神状態の間を揺れ動く期間。

双極性障害に関するその他の用語や定義については、巻末の「用語の解説」（327ページ）を参照してください。

双極性障害（以前は「躁うつ病」といわれていた）という病気は、一般には、躁とうつというまったく別の気分が交互にあらわれると思われがちです。しかし、小児の双極性障害を診断する場合、よく問題となるのは、躁の時期とうつの時期の行動の違いが大人のようにはっきりとは区別できないことです。双極性障害の子どもの多くは、短期的に躁とうつが入れかわったり、同時に混在したりします。その結果、大人の患者の場合、それぞれの気分の期間がかなり長い期間続くのに対し、子どもの場合には、目まぐるしく変化します。一日の間で何度も変わることもあります。実際、躁からうつへと急速にかつ頻回に変化するので、その違いを述べるのが非常に難しいのです。

さらに、子どもの双極性障害の症状は、一般に大人のそれとはだいぶ違います。例えば、躁状態の大人の患者は、飛行機に飛び乗って、数日間どこかに行って、ものすごくたくさんの買い物をしたりします。そのとき、その人は躁状態だとすぐにわかります。その行動は、躁の典型的状態です。一方で、子どもの躁は、多動や落ち着きのなさ、または極端なイライラとしてあらわれたりします。

したがって、現在も、小児の双極性障害の診断をめぐっては多くの議論や論争が絶えません。最近まで、双極性障害の発症は、どんなに早くても、思春期あるいは青年期だと考えられてきました。いまだにこの考え方を支持する人も多くいます。医学および精神医学の専門家の多くは、大人の双極性障害の診断基準が子どもには当てはまらないことを認めています。それでも、多くの精神科の専門家が子どもにその診断をつけています。米国国立衛生研究所（NIH）の一部門である米国国立精神衛生研究所（NIMH）も小児双極性障害の研究やシンポジウムを行って、後援しています。小児の双極性障害と呼ばれる障害はほかの障害が組み合わさったものではないか、あるいはまったく違ったタイプの気分障害ではないか、ということについて研究している精神科の専門家もいます。

第2章で、双極性障害の行動としてあげたいくつかの症状は、現在使われている精神医学界の正式な診断基準には当てはまらないかもしれません。しかし、そのような行動は、双極性障害と診断された子どもに多く見られるので、それらも双極性障害の行動として掲げたのです。実際、研究者の中には、そのような行動は双極性障害の症状そのものではなく、この障害とたたかうことで子どもが身につける性格上の特徴かもしれないと言う人もいます。また、これらの多くは反抗挑戦性障害（ODD）、学習障害やADHDのようなほかの発達障害の症状かもしれません（ほかの障害やその症状、そしてそれが双極性障害に併発する可能性については、第4章を参照してください）。極度のイライラ、朝起きられない、思いやりの欠如、仲間とのトラブルのような行動が精神の病気の症状であっても、性格からくるものであっても、それは検討を要する問題です。診断がつくか否かを探ってみるべき深刻な重大な問題であり、また医師が診断を下す際の参考にもなります。

小児双極性障害が将来どのように診断され、どのような名で呼ばれても、私たちは、この分野の専門家や、これらの行動を示しのちに双極性障害と診断された子どもをもつ多くの親御さんを支持します。何かが起こっているのです。その〝何か〟が理解され、治療される必要があるのです。

よい専門家を選ぶのがなぜそれほど重要なのか、これでおわかりでしょう。正確な結論を導き出すために、専門家は小児期に発症する双極性障害の複雑さや従来の双極性障害の概念との違いを理解していなければならないのです。

正式な診断を受ける

その日は突然やってきます。信頼をおいている先生があなたの目を見て、お子さんに双極性障害があると告げるのです。

♥「ジュリーが双極性障害だと診断された日をはっきりと覚えています。精神科医のオフィスのソファの色も生地もはっきりと覚えています。私は次に起こることに衝撃を受けないように、そのソファを穴のあくほど見つめていたのです。奇妙なことに、それまでに『双極性障害』という言葉を聞いたのは、ロビン・ギブンスとマイク・タイソンのテレビインタビューのときだけでした。彼女はタイソンの激しい気分の変調とかんしゃくと暴力的なふるまいについて話していました。彼は目に複雑な光をたたえて、ただそこにすわって

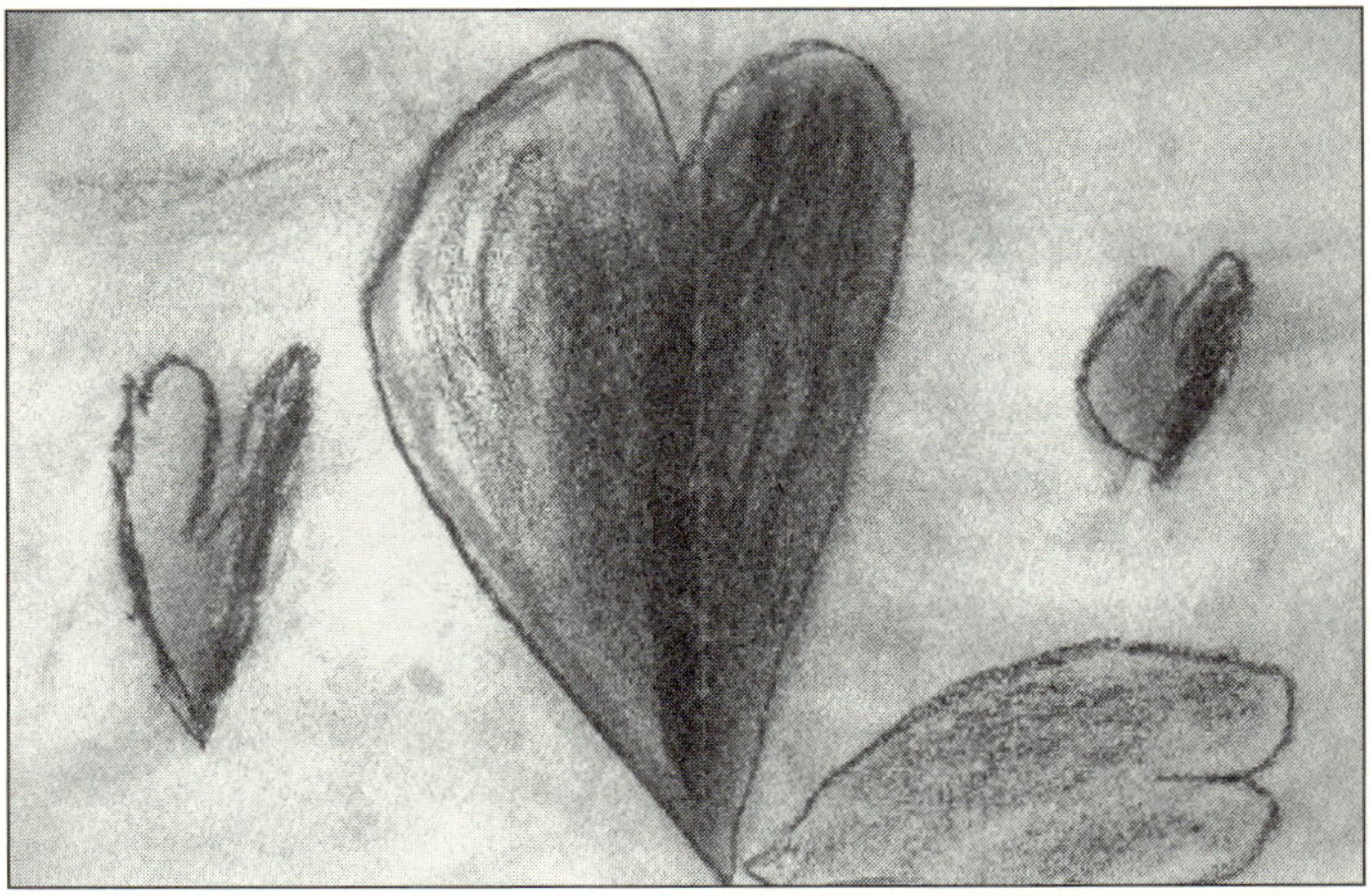

黒いハートのこの絵は、ジュリーが診断・治療を受ける前の比較的楽観的な気持ちをあらわした絵のひとつです。

いるだけでした。彼は薬でぐでんぐでんにされているのか、それとも、そのインタビューのあと彼女を殴ってやろうと思っているのか、私にはわかりませんでした。これがあの日あの診察室のソファの上で私が思い出したことです。今から考えると、私はそのとき起こっていることはたいしたことではないと必死で思おうとしていたのです。他人のことだと考えたかったのです。それは、私にとってあまりにも大きく、息が詰まってしまうのではないかと思うほどだったからです」

よく考えてみてください、診断が答えではありません、それは出発点です。診断はどこから手をつけたらいいのかについて、ヒントをくれます。お子さんについても、あなたがすでに知っていること以上の何かを教えてくれるわけではありません。しかし、それによって、同じような症状をもつほかの子どもの経過や、何が役に立ち、何が役に立たないかを知ることができます。それはお子さんの行動への言い訳や、うまくいかないことすべてに対する最終的な答えではなく、むしろあなたがお子さんを援助するのを助けてくれる道具です。診断が正しいと思えるときも、そう思えないときもあるでしょう。お子さんが必要な援助を受けられるのであれば、ほかの人がそれを何と呼ぼうとかまわないと思える日が来るといいと思います。

診断を大きなものと考えるか、小さなものと考えるかは、あなた自身の選択です。もしそれを正しく受けとめられれば、診断はあなたにもお子さんにもよいものとなります。ほかの人に診断について話さなければならないときもあるでしょう。もし、あなたが満足していて、自信に満ちていれば、その態度はほかの人たちにも伝わるはずです。

双極性障害でなかったら

診断が下り、お子さんが双極性障害ではなかったとしても、この本を読み続けてかまいません。子育てのコツ、精神保健福祉サービス、健康保険会社とのやりとりの仕方、また、診断を受けとめることで経験した気持ち、そしてお子さん、あなた自身、家族への影響は、病名は違っても当てはまります。ただし、お子さんの病気の特徴や治療についての情報も手に入れてください。また、双極性障害と診断された子どもの中には、その診断を受ける前に別の病名がつけられていた子どももいるということを心に留めておいてください。

第４章　複数の診断が下る可能性

双極性障害が問題のすべてではないとき

双極性障害という診断がつけられても、必ずしもこれで診断の過程がすべて完了したということではありません。もし、診断が正しいとも完全だとも思えなければ、その答えを探し続けることが大切です。双極性障害と診断された子どもがほかの神経障害の症状を示したり、ほかの診断がつく場合も珍しくありません。実際、双極性障害の子どもはほとんど、ほかの障害が先に存在していたり、あるいは併存しています。いわゆる「合併症」（ある障害にほかのひとつ以上の障害が同時に存在すること）の頻度はどの診断でも一般に非常に高く、障害の種類によってはきわめて高いのです。でも心配はいりません。

例えば、国立精神衛生研究所（ＮＩＭＨ）の２００１年の報告では、思春期以前に発症した小児双極性障害の子どもの90％が注意欠陥／多動性障害（ＡＤＨＤ）を合併しているとのことです。また、双極性障害の子どもの40％が行為障害の診断基準に当てはまり、90％が反抗挑戦性障害（ODD）、60％が強迫性障害または不安障害の診断基準に当てはまります。『*The Bipolar Child*（双極性障害の子ども）』の共著者であるディミトリ・パポロスや、そのほかの最近の一連の報告では、双極性障害とADHD、ODDとの合併率は95％以上にのぼるといわれています。

最終的に双極性障害と診断された子どもは、幼少時には別の障害の症状を示す場合が多いのです。たとえ別の障害の診断が正式に下されなくても、お子さんの行動のいくつかは〝正常〟の範囲を超えていて、しかもそれが直接双極性障害と結びつかないことがあります。ですから、双極性障害に加えて、お子さんの行動や情緒の問題に関係している可能性のあるほかの状態についても知る必要があります。問題をひとつに絞り込むよりも、新しい診断を追加し続けることのほうが難しいからといって、解決すべき問題が増えたと考えないようにしましょう。症状の原因は複数あるかもしれません。しかし、どれも大切なお子さんの一部分なのです。

♥「ジュリーの最初の診断はODDでした。彼女が5歳のときです。先生が本に書かれた病気の定義を見せてくれたのを覚えています。私は〝悪ガキ〟という診断が存在することが信じられませんでした！　私の育て方のせいではないということになり、どんなに楽になったことでしょう。一方で、この診断が何を意味するのか、また、どうすればいいのか、まったくわかりませんでした。そこには、確かな安どと病名があり、私たちはひとりぼっちではないという希望がありました。ODDという病名で、彼女の行動のいくつかが説明されましたが、それで完全というわけではありませんでした。次に注意欠陥障害（ＡＤＤ）と言われました。この診断が加わったことにより、問題の核心に迫っていました。やがて双極性障害と診断され、すべてがうまく説明できたのです。この診断に打ちのめされましたが、しかし、ジュリーの問題によく当てはまっていました」

双極性障害に伴いよく見られる障害

以下は、双極性障害の子どもにしばしば合併して見られる障害の、ＤＳＭ－Ⅳの診断基準に基づいた説明です。これらの障害の症状は、双極性障害の症状の一部であるという人もいます。しかし、もしお子さんがいくつかの症状を示していれば、それは双極性障害だけではなくほかの障害ももっている可能性があります。その障害についても検討すべきなのです。すでに述べたように、双極性障害しかもたない子どもはごく少数です。

注意欠陥／多動性障害

ＡＤＤまたはＡＤＨＤとして知られているこの障害は、この数年間でよく知られるようになりました。それは過剰に診断されすぎているといわれて、新聞でも多く取り上げられていますが、たいてい好意的には書かれていません。経験したことのない人は、そんなものは実際には存在しないと考えます。しかし、経験のある人は、子どもにとっても親にとっても、非常にフラストレーションがたまり、心を痛める難しい障害だということを知っています。ＡＤＨＤと間違って診断されている子どもがいる一方、必要なのに診断されていない多くの子どもがいます。

ＡＤＨＤはしばしばほかの障害と共に起こります。また学習障害や行動の障害と共に起こります。それが、この診断が多く下される原因のひとつになっているのです。思春期になる前に双極性障害を発症したら、その子はＡＤＨＤを合併している可能性が高いとい

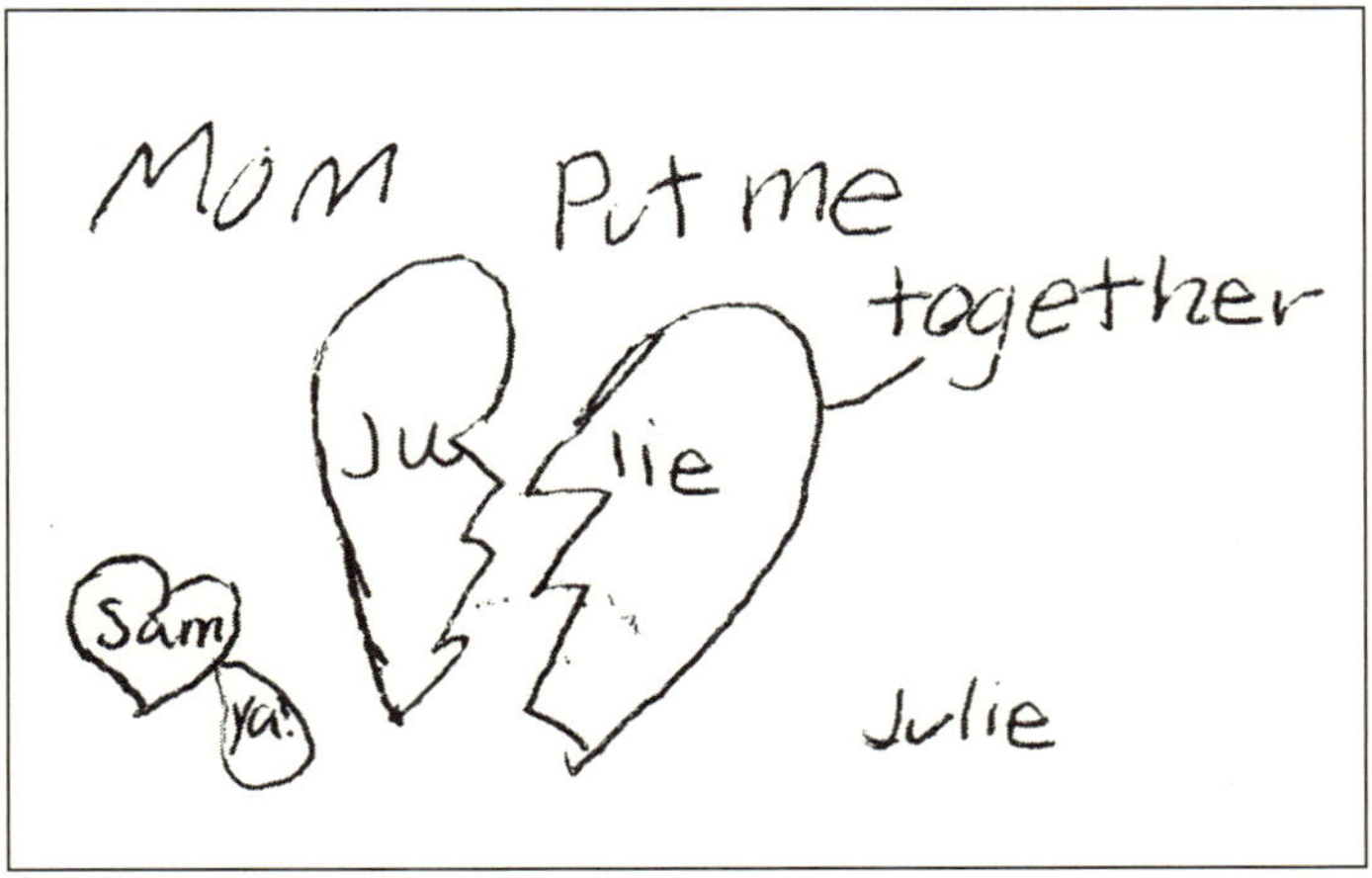

私は、ジュリーに起こっていることすべてを理解するのは、
ジグソー・パズルを組み合わせるようなものだと感じました。
ある日、彼女からこのメモを手渡されました。私の心は痛みました。
でもそれは彼女の気持ちをよくあらわしていました。
弟のサムのハートは健康で、幸せそうに「やあ！」と言っています。
それに引きかえ、ジュリーのハートはこわれていて、
ひとつに戻してほしいと私に助けを求めています。

うことを覚えていてください。

以下は、ＡＤＨＤの症状です（訳注　実際の診断基準の症状記載については、ＤＳＭ、ＩＣＤを参照してください）。

○課題や遊びに集中し続けるのが困難である。
○精神的に努力し続けなければならないような活動を嫌い、避ける。
○課題や活動を順序立てて行うことが難しい。
○課題や活動に必要なものをなくすことがよくある（例えば、オモチャ、宿題、鉛筆、本など）。
○気が散りやすい。
○手や足をモジモジさせる。
○身体をよじったりして、椅子にじっとすわっていられない。
○きちんとしていなければならないときに、過度に走り回ったり、よじのぼったりする。
○じっとしていない、または何かに駆り立てられるように活動する。
○過度にしゃべる。
○衝動的である（例えば、順番を待つのが苦手で、他人の話をさえぎったり、割り込んだりする。質問が終わらないうちに答えてしまう）。

双極性障害とＡＤＨＤの症状のいくつかはほとんど同じに見えることが容易にわかります。ＡＤＨＤの子どもはしばしば双極性障害の子どもと同じような問題をかかえています。悪い行い、激しい怒り、かんしゃく、気分屋、そして学習の問題は、どちらの障害にも共通です。例えば、ＡＤＨＤの子どもには、大きなエネルギーと欲求不満を伴ったかんしゃくが見られることがあります。双極性障害の子どもは、大きなエネルギーと怒りを伴う激しい激怒を何時間も続けることがあります。ＡＤＨＤの子どもは注意を集中できないので、学校でよくトラブルを起こします。双極性障害の子どもには、うまくやろうという気がまったくありません。ＡＤＨＤの子どもの問題行動の多くはほとんど偶然のアクシデントで起こります。誰かを意図的に怒らせるためではないようです。双極性障害の子どもはトラブルを探しています。けんかを買ってでたり、権威に挑戦したり、また非常に反抗的です。ＡＤＨＤの子どもはある種の危険に気づかぬようですが、双極性障害の子どもはわざと危険を求めているようです。ＡＤＨＤの子どもの行動には比較的一定のパターンがあります。双極性障害の子どもの行動は、日ごとに、あるいは時間ごとに劇的に変化します。発症年齢は、ＡＤＨＤと双極性障害を区別する大切な基準となります。ＤＳＭ－Ⅳによれば、ＡＤＨＤは7歳以前に発症します。お子さんの症状が8歳以後に始まったものなら、双極性障害の可能性があります。

ＡＤＨＤと双極性障害の違いを理解するのは大切なことですが、これらの障害はしばしば同時に起こるということを覚えておいてください。お子さんがふたつの障害をもっている場合には、発症年齢や症状で区別するのは難しいかもしれません。ですから、これらの障害がいつ発症したのか、どの症状がどちらの障害に由来するのか、はっきりさせることはできないかもしれません。それらを一緒に扱わなければならないのです。幸い、双極性障害を治療すると、ＡＤＨＤの症状も軽快したり消えたりすることがあります。

反抗挑戦性障害

次にあげる症状のリストからもわかるように、反抗挑戦性障害（ＯＤＤ）の症状は双極性障害の症状とかなりの部分で重なっています。ＯＤＤは双極性障害の部分症状でもあり得るし、単一の障害でもあり得るといえます（訳注　実際の診断基準の症状記載については、ＤＳＭ、ＩＣＤを参照してください）。

○かんしゃくを起こしやすい。
○よく大人と言い争う。
○大人の要求や規則を無視したり、拒否したりする。
○わざと他人にいやがらせをする。
○自分の間違いや問題行動を他人のせいにする。
○神経質で、他人にすぐにイライラする。

○怒ったり、憤慨したりすることがよくある。
○意地が悪かったり、執念深かったりすることがよくある。

行為障害

行為障害は、他人の基本的権利を脅かしたり侵したりする、より重症の行動の障害です。この障害の程度は軽いものから重いものまであります（例　嘘をつく、ずる休み、盗み、武器の使用、他人に肉体的に残虐な行為をする）（訳注　実際の診断基準の症状記載については、ＤＳＭ、ＩＣＤを参照してください）。

○よく他人をいじめたり、脅したり、威嚇《いかく》したりする。
○よくけんかをふっかける。
○他人や動物に残酷なことをする。
○わざと他人のものをこわす。
○ほしいものを手に入れたり他人の好意を得るために、または責任を逃れるために嘘をつく。
○盗みをする。
○夜遅くまで外出している。または家出をする。
○よく学校をずる休みする。

○よく規則を破る。

感覚機能の統合の障害

感覚機能の統合の障害とは、感覚が過敏または鈍感になっている状態です。この障害は広く理解され、認められるようになりました。軽度なものから非常に不快、さらには痛みを伴うほどのものまであります。この障害があると、ほかの重要な思考や活動から気持ちがそらされてしまうので、家庭、学校、または社会的な状況で大きな障害をもたらすことがあります。ＱＯＬ（生活の質）にも大きな影響を与えます。双極性障害の子どもの多くは、感覚機能の統合の障害の症状を経験します（訳注　実際の診断基準の症状記載については、ＤＳＭ、ＩＣＤを参照してください）。
○触覚・聴覚・嗅覚の過敏または低下。
○衣類に非常にこだわる（例　表示のタグや縫い目をいやがる、長袖、新しい衣類をいやがる）。
○触られるのをいやがる。
○洗顔、髪をとくこと、爪切りなどをいやがる。
○汚れることやぬれることをいやがる。
○裸足をいやがる。

○大声で話す。
○会話や音の一部分を聞き逃すことが多い。
○雑踏をいやがる。
○両手で耳をふさぐことがよくある。
○食べるもの、とくに食べ物の温度、感触により好みがある。
○抱擁したり、また強く抱擁されるのを好む。
○遊び方が非常に乱暴である。
○光に過敏である。

強迫性障害

双極性障害の子どもに、強迫性障害（ＯＣＤ）の症状が見られることがあります。強い不安や不快感があり、安心感や統制感を得るために強迫行為を繰り返したり、強迫観念が生じたりします。強迫行為はかなりの時間がかかるため、他人との関係や日々の活動を非常に妨げる結果になります（訳注　実際の診断基準の症状記載については、ＤＳＭ、ＩＣＤを参照してください）。

○不適切で、侵しゅう的で、激しい不安や悩みの原因となる思考、感情、衝動が繰り返され、持続すること（例　細菌への異常な恐怖心、危険や危害への絶え間ない恐れ）。

「ジョーイは日頃の心配ごとを精神科医にあてて書いたのですが、私はその内容を信じることができませんでした。彼は常に、部屋の壁がくずれ落ちてくるのではないか、交通事故にあうのではないか、車に乗っているときに橋が突然自分たちの上に落ちてくるのではないか、などと心配していたのです。本人はそのような心配がばかげたことであり、実際には起こり得ないことだとわかっているのです。でもそんなふうに考えるのをやめることができなかったのです」

（シェリル）

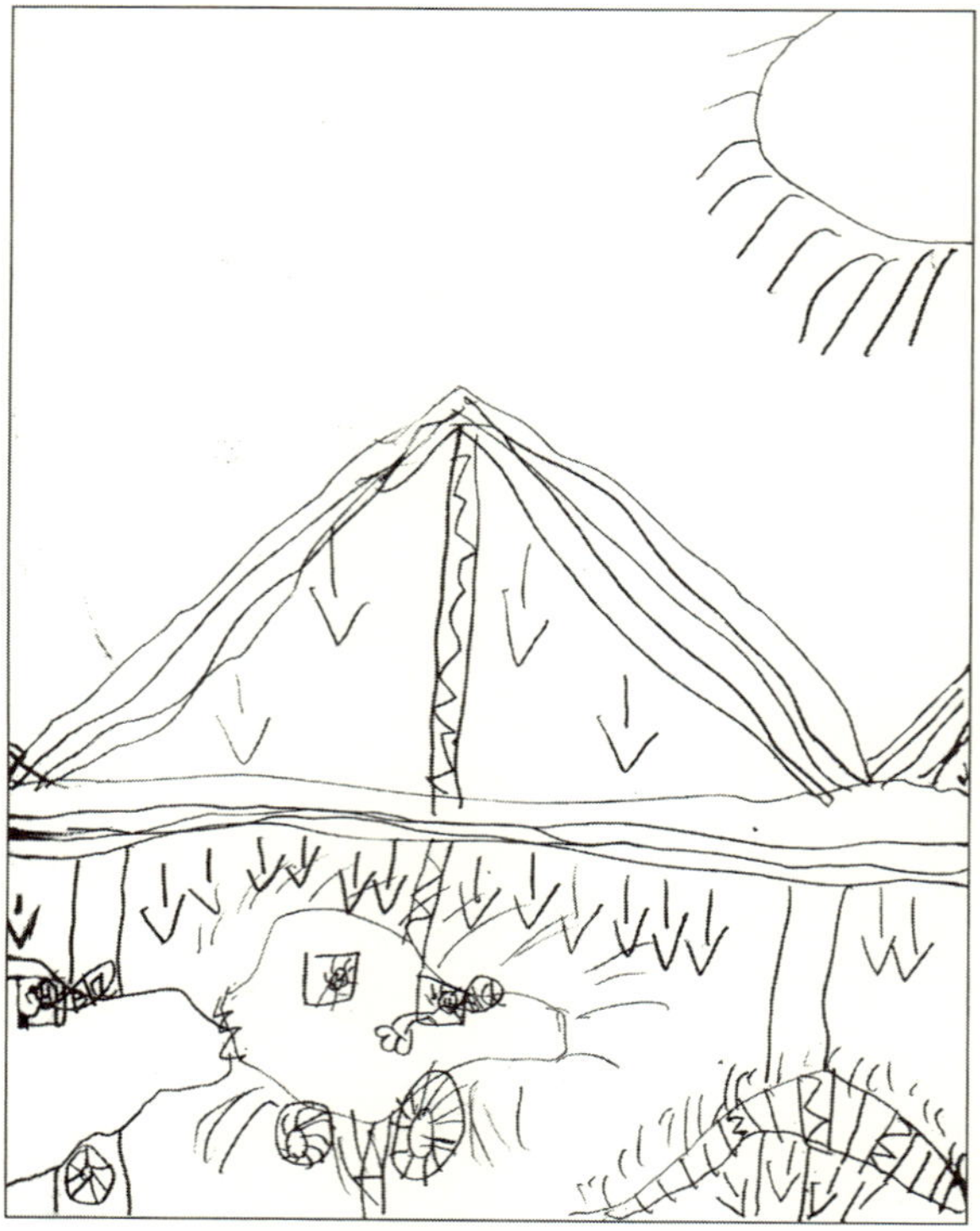

橋が頭上に落ちてくるのではないかと
強迫的に心配するジョーイの絵

○反復する行動や強迫観念は一連の柔軟性のないルールにしばられている（例　手洗いをする、決まった順番に一列にオモチャを並べる、数を数える、決まった数だけ電気をつけたり消したりする）。

全般性不安障害

落ち着かず心配な感じ、または恐怖の状態として定義されます。ある程度の不安は正常ですし、人間なら誰でも経験するものです。しかし、全般性不安障害をもつ子どもは、頻繁に、持続するような強い心配や恐れ、先の見えない感じを経験します。実際、その不安は非常に強く、正常に活動する能力を阻害します。次の症状を読みながら、その激しさの程度を心に留めてください（訳注　実際の診断基準の症状記載については、ＤＳＭ、ＩＣＤを参照してください）。

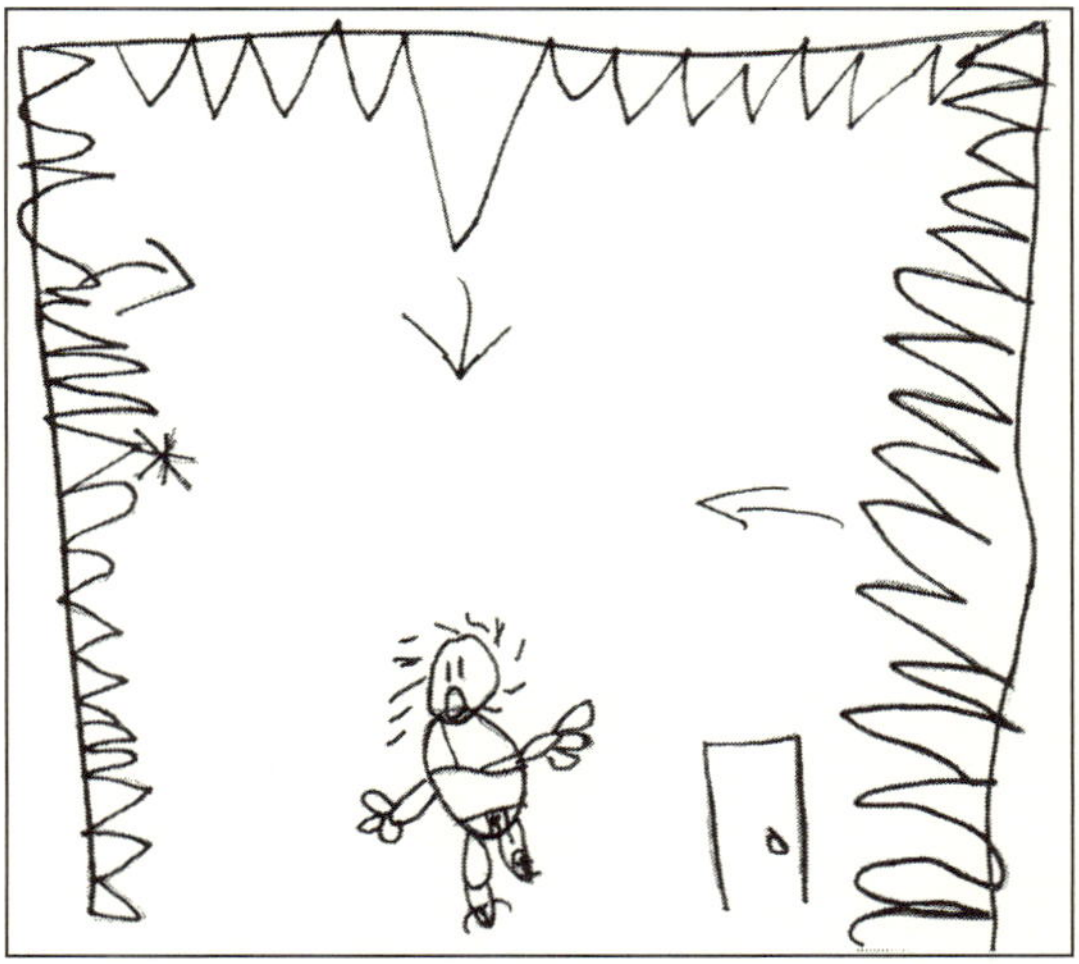

壁がくずれ落ちてくるのではないかと
強迫的に心配するジョーイの絵

○ふつうに活動できなくなるほど、過剰な不安や心配に襲われる。
○次の症状のうち、ひとつ以上を伴う。
・落ち着きがなく、神経質で緊張している、または機嫌が悪い。
・疲れやすい。
・集中力が欠如し、考えが空白になる。
・イライラしやすい。
・筋肉が緊張する。
・睡眠障害がある。

パニック障害

パニック障害は予測のできない「パニック発作」が特徴です。原因やきっかけとなるできごとや状況を特定できません。パニック発作は、突然の強烈な恐怖や恐ろしいことが今にも起こりそうだという感覚を伴った非常に強い不安感を生じさせます。それは１週間に数回、ときには１日に数回起こることがあります。約10分でピークに達し、終わったあと、精神的疲労感と恐怖感を残します。パニック発作のときの身体感覚には、以下のようなものがあります（訳注　実際の診断基準の症状記載については、ＤＳＭ、ＩＣＤを参照してください）。

○心臓発作のときに見られるのと同じような、急速で切迫した動悸《どうき》、胸痛。
○息苦しさと窒息するような感じ。
○顔のほてり（熱感）や寒気。
○発汗。
○震え、針でチクチク刺されるような感じ、またはしびれる感じ。
○希望がなく、コントロールを失った感じ。

パニック発作に伴うその他の問題は、パニックに関連した恐怖症や、全般的に体調が不良な感じになることです。

チック障害またはトゥレット症候群

双極性障害の子どもは、一度は（今なくても、そのうちに）、チック障害に悩まされることが多いです。チックは、不随意な突然の筋肉の運動、収縮、または発声です。チックの例としては、まばたき、顔をしかめること、唇をなめること、咳ばらい、叫び声、反復する音がありま す。チックは一日に何回も起こることがあり、つらく、わずらわしいものともなります。幸いなことに多くの場合、18歳までになくなります。次のように、3種類のチック障害があります（訳注　実際の診断基準の症状記載については、ＤＳＭ、ＩＣＤを参照してください）。

○一過性チック障害――ひとつまたは複数の運動もしくは音声チックが４週以上１年未満の期間認められる。
○慢性チック障害――ひとつ、または複数の運動あるいは音声チックのうちのひとつが、１年以上続き、チックが見られない期間は３カ月以上続かない。
○トゥレット症候群（トゥレット障害ともいわれる）――運動およびひとつ以上の音声チックが１年以上続き、チックが見られない期間が３カ月以上にならない。

アスペルガー症候群

アスペルガー症候群はあまり知られていないかもしれません。これは社会性の障害と考えられ、自閉症スペクトラム障害です。「高機能自閉症」という言葉がアスペルガー症候群という言葉に代わって使われることがあります。症状は次のようなものです（訳注　実際の診断基準の症状記載については、ＤＳＭ、ＩＣＤを参照してください）。

○社会的相互関係の障害。
○人とのコミュニケーションで身振り、表情、視線を合わせるとき、などのいくつかの非言語的行動の使用が困難であることがある（「さよなら」と手を振らない、表情の乏しさなど）。
○発達の程度に応じた交友関係をもてない。

○楽しみや興味、成果などを他人と共有しようとしない（例　興味あるものを見せたり、もってきたり、指さしたりしない）。
○限定された、反復性の、一定のパターン化された行動、興味、活動。
○興味のある分野に異常なほどの強さや集中力で固執する（例　好きな映画のせりふを正確に反復する、気に入った映画ではない映画を見たり、好きな本以外を読んだりするのを拒否する）。
○実際にはたいした目的もない儀式や日課に頑な態度で臨む（例　いつも決まった椅子にすわる、いつもと違った順序で日課をすること、例えばいつもと違う順番で寝る用意をすることを拒む）。
○反復性の運動をする（例　手や指をヒラヒラさせる）。
○ものの一部分に異常に固執する（例　オモチャの自動車の車輪には固執するのに、車全体で遊ぶことはない）。
○声の調子、表現、音量が調節できない（例　単調に大声でしゃべったり、非常に速くまたはゆっくりと話したりする）。

ほかの障害に目を向けることの重要さ

あなたはこの時点で、圧倒されたように感じているかもしれません。あなたのお子さんは、ひとつだけではなく、複数の病気をかかえている可能性があるからです。あなたは、お子さんをできる限りの方法で支え、お子さんを助ける適切なサービスと資源を得ることができるように、お子さんに何が起こっているのかを探ろうとしているのです。今こそ、なぜこのようなことをしているのかを思い出すときです。

お子さんに影響しているすべての症状を見極め、理解することが大切です。なぜなら、ほかの障害への治療が、双極性障害の症状を悪化させることがあるからです。そのひとつの例が、ＡＤＨＤの治療によく使われる薬のメチルフェニデートです。この精神刺激薬は躁状態を増悪させたり引き起こしたりするからです。したがって、お子さんの気分をほかの薬で安定させる前にメチルフェニデートを使うべきではありません。双極性障害が治療されると、ＡＤＨＤの症状も改善するかもしれません。もしそうならなくても、この時点で、ＡＤＨＤは効果的に容易に治療することができます。別の例として、抗うつ薬もあります。これも躁状態を増悪させたり、引き起こしたりすることがあります。

ＡＤＨＤのような二次障害の症状が悪化するのは、双極性障害がコントロールされていないためであることもあり、これが問題を複雑にしています。このような場合、双極性障害の治療を修正することで、子どもの注意力を改善させることができます。メチルフェニデートの増量ではこのような効果は出ないでしょう。これで、併存している障害のすべてを知ることがいかに大切か、おわかりだと思います。

「ジェイミーの最初の診断はADHDでした。精神科医はしつけの方法をもっと一定するよう指示して、メチルフェニデートを処方しましたが、それが彼の症状を悪化させたようでした。何度か増量されたのち、ジェイミーは躁状態だけではなく奇妙な幻も経験するようになりました。また別の専門家は、彼にはODDと不安障害があると言いました。何度も薬を変え、学校での特別のプログラムを受け、何度も検査と判定を受けたあと（行動や情緒の問題の器質的な原因を除外するために、MRIもとりました）、ジェイミーは双極性障害かもしれないと考える精神科医に出会いました。7歳のとき、双極性障害とOCDと診断されたのです。診断されるまでに2年かかりました。幸いなことに、正確な診断がつき、正しい薬を使うことによって、彼はとてもよくなりました」（ボブ）

お子さんに別の障害があり、別の障害の症状が見られるのだと考えても、あるいはすべての症状が双極性障害によるものと考えても、いずれにしても、すべての症状を治療する必要があるのだと覚えておいてください。それらはお子さんの生活の非常に不快な面ですが、改善することができるかもしれないのです。症状を確認し、それらを治療するステップを踏むことが、お子さんを本当に援助する唯一の方法です。「双極性障害」の診断にだけ目が向いていると、お子さんの援助が限られてしまうかもしれません。また、双極性障害を念頭に入れずほかの症状だけを治療すれば、事態がもっと悪くなってしまうかもしれません。

第2部　「診断」を受けてから

第5章　診断に対しての親の気持ち

「答え」を得て

お子さんの行動の問題が身体的または脳内の化学的な問題であるとわかって、安どのため息をついたかもしれません。お子さんが悪いせいでも、あなたのコントロールの仕方が悪いせいでもないからです。あなたは「言ったでしょ、何かがおかしいと思っていたわ」と人に言えることに快感を覚えるかもしれません。それはあなたにとって元気のわいてくるときでもあります。ようやく何らかの答えを得ることができたと感じるでしょうし、お子さんを助けるために複数の選択肢をもつことになるのですから。お子さんについていつも言っていたことを信じてくれる人ができたのです。さらには、自分がひとりぼっちではないことがわかったのです。

公衆衛生局の精神衛生に関する１９９９年12月の報告では、次のようなことが明らかにされています。

○人口の22％が診断可能な精神障害をもっている。
○精神障害は米国での障害の理由の第2位を占めている。
○1年間に、5人の子どものうち1人は精神障害と診断できるサインや症状を経験する。
○すべての子どもの5％は、精神障害により極度にその機能が障害されている。

この数字に基づくと、米国の1400万人の子どもが診断可能な神経生物学的障害をもっていることになります。

しかし、いつかあなたは、お子さんが精神障害をもっているのだという現実に気づき、打撃を受けることになるでしょう。そして、騒々しい精神病院の病室に閉じ込められたり、路上でお腹をすかせ、汚い格好で歩くというような昔からのお決まりの概念で、お子さんの姿を想像するかもしれません。あなたは、力づけられたという状態と泣きたい気持ちの間を揺れ動くかもしれません。新たに対処しなくてはならない重要な問題や悩みがあらわれ、こんなことなら自分ができの悪い親であることが問題の原因であったらどんなにいいかとさえ思うでしょう。

そのような気持ちの動揺は、自分にも気分障害があるのではないかと疑うほどかもしれません。新しい情報を次から次に仕入れたくなっても、あるいはベッドにもぐり込んで布団を頭にかぶっていたくなっても、少なくともあなたはお子さんを助ける途上にいるのです。そうは感じないかもしれませんが、診断（ときには複数の診断）がついたということは、悪いことではなく、よいことなのです。

❤「双極性障害の診断を受けた数日後、私は一方で強くなれたと感じていましたが、同時に圧倒されてしまう気持ちでもありました。それはまるで、大きな山に登り、そして山の向こう側に何があるか見える高さまで来たとき、そこにまた別の山があるようなものでした。それも、最初の山よりさらに高くけわしい山が」

子どもに対する気持ち

お子さんが双極性障害だと知ったとき、単に障害に対してだけではなく、お子さんに対しても、新しい気持ちがわいてくるかもしれません。突然、お子さんを新しい目で見るようになります。行動の問題は、それだけを切り離して解決できる問題ではなくなりました。もうおわかりでしょう。今や問題は、お子さんの脳の一部にあるのです。それは治療可能ですが、消えてなくなるものではありません。

この本全体を通して、「双極性障害の子ども」という言葉を使ってきました。なぜなら、双極性障害はその子の重要な部分であるというアプローチをとることに決めたからです。行動や情緒の背後にある理由を説明する病名があるからといって、それをその子どもから切り離せるわけではありません。これは私たちの選択であり、あなたは「双極性障害をもった子ども」と考えたいと思われるかもしれません。実際どちらを選んでも、その差は小さいものかもしれません。しかし、あなたが双極性障害の診断を受けたお子さんをどのように考えるかは、皆が直面する強い感情をコントロールしていくのに役に立ちます。双極性障害はお子さんに大きな影響を与えると考えるか、それはお子さんの一部だと考えるか、それはあまり問題ではありません。重要なのは、お子さんと病気は継続的に、そしてとりかえのきかないようにつながっているということです。お子さんだけ、あるいは病気だけを治療することはできないのです。

「アリエルの症状をなくすことさえできればふつうの状態の彼女があらわれる、という考えといつも悪戦苦闘しています。こうあってほしいと思う子ども像を求め続けているのです。双極性障害は彼女の行動だけでなく、ものの考え方や気分にも影響を与えているのだと、いつも自分に言い聞かせています。大きな意味で、彼女の人格はその中に埋没しています。〝双極性障害のないアリエル〟は存在しないのです。それは彼女の一部なのです。双極性障害がなくなることを望むのは、わが子のすばらしい特徴の多くを失うことを望むことなのです」

（クレア）

「私はブリアンヌが糖尿病のような病気をもっていると考えます。それはいつまでもなくなりません。

ただし治療できるものです。それは単に彼女の身体が機能するあり方なのです」
（コニー）

「ときどき私は、双極性障害を憎んでいる自分に気づきます。その病気がわが子を攻撃したのだと感じています。息子を残してその病気だけが消え去ってくれればいいと思います」
（エイミー）

「私はダニエルに日々起こっていることを知って、彼に新たな尊敬の念を抱いています。彼が自分の生活のあらゆる面に大きな努力を払っていることに、驚きさえ覚えます。ダニエルは自分の行動を改善しようとしている、とても強い人間です」
（デニース）

自分の子どもが〝正常〟であったら、と望むのは容易なことです。確かに、〝正常〟な子どもを育てるのは非常に簡単に思えます。正常の定義は「標準、ふつう、典型または平均」です。あなたは、お子さんがそうであればいいと本当にお望みでしょうか。お子さんは扱いにくい子かもしれませんし、あなたにとってもお子さんにとっても、人生がもっと簡単なものであったら、日々の生活が平穏であったらと望むでしょう。しかし、お子さんが〝正常〟ではないからこそ、驚くような、つきることのない可能性があるともいえるのです。

違っていることは、必ずしも悪いということを意味するわけではありません。双極性障害にもよい面がたくさんあります。知的に恵まれていて有能で、活動的で、情熱的で、驚くほど創造的であるというのは、双極性障害の人にしばしば見られる特徴です。双極性障害の人がもっている情熱と激しさは非常に創造的であり得るのです。

お子さんは、以下の芸術家、俳優、作家や音楽家とどんな点が同じでしょうか。

ハンス・クリスチャン・アンデルセン
バイロン、シェリー、キーツなどの偉大な詩人
ビンセント・ヴァン・ゴッホ
エドガー・アラン・ポー
F・スコット・フィッツジェラルド
チャイコフスキー
テネシー・ウイリアムス
コール・ポーター
ジョージア・オキーフ
チャールズ・ディケンズ
エミリー・ディケンソン

T・S・エリオット

これらの偉人たちは、心をむしばむ深刻で重症な抑うつ気分や気分の変動があったことが知られています。彼らの多くは、心に次から次へとわきあがる激しい思いについて書いています。また彼らの多くは、人生のある時期、精神病院に入院していました。自分の創造を自らが経験した激しい感情の産物と考えていた人もいます。彼らの行動の歴史的な記録によれば、もし彼らが今日診察を受ければ、双極性障害のような気分障害と診断されたでしょう。

「狂気の天才」、または「狂った芸術家」といわれるような歴史上の人物はほかにもたくさんいます。双極性障害やほかの気分障害をもったこれらの有名な人たちはすばらしい業績を成し遂げたということを、心に留めてください。彼らは、〝ふつうの人〟の型には当てはまりませんでした。彼らのした〝悪い〟または〝違った〟行動は、彼らがすばらしい創造的なことをして、世の中を変えるのを可能にした才能の一部なのです。双極性障害の最も困難な面を形成するいくつかの症状そのものが、世界的な芸術、音楽、文学の創造の触媒として働きました。

双極性障害は、このようなすばらしい能力をもつ一方で、社会的に受け入れられない、または危険な行動へとつながる症状ももっています。ですから、双極性障害にはこのようなよい点もあるということを理解する一方で、この障害がきちんと管理されることも必要なのです。あなたは、お子さんが人生で直面しなければならない多くの困難を残念に思い、もしお子さんが双極性障害をもっていなかったらどうだったのか、少なくともお子さんの症状がコントロールされていれば、お子さんがとても大きな潜在能力をもっているだろうに、と思うことがあるでしょう。お子さんはいつも人とは違っていて、おもしろい人間で、活動的であり、〝ふつう〟とか〝ありきたり〟からはかけ離れています。それは容易な道ではないかもしれませんが、すばらしい道でもあり得るのです。

「私の娘の最もすばらしいことのひとつは、洞察力の鋭さです。彼女は大方の大人たちより、自分のまわりの世界のことをよく知っていますし、興味をもっています。すべてのことをうのみにせず、疑問をもちます。情報を集めるだけでなく、それがどのようにお互いに関連しているかをまとめあげます。その知的興味を学校の勉強に向けてほしいと私が思うのは事実です。しかし、アインシュタインも学校ではうまくいきませんでした。学校がすべてではありません。彼女には世の中を変える潜在能力があると思います！　私たちはただ、それを彼女自身のやり方でやらせてあげなければならないのです」（キム）

「ふつうの生活をするのがバイロンにはとても難しいのだと考えて落ち込むといつも、彼の赤ん坊のときのアルバムをながめます。彼はとても早熟でした。それは本当にたいしたものでした」（モニカ）

「マイケルはテストでＡをとることはできないかもしれないし、Ｂをとるのに必要な時間だけ集中していることさえできないけれど、どんな大人ともいろんなことを話すことができます。私は、学校での成績で彼の知識や能力を評価してはいけないと自分に言い聞かせなければなりません」（ブライアン）

自分自身を教育する

診断を受け、それを受け入れるのに必要な時間がたって、〝答え〟が出たことを、今や喜んでいるかもしれません。しかし同時に、多くの新しい疑問もわいてきたことでしょう。あなたはたぶん、「これからどうしたらいいのだろう」「これをどう解決していけばいいのだろう」と自問しているでしょう。それは、あなたがさらに情報を必要としている、ということなのです。「それは何か」という疑問から、「それをどう扱えばいいか」というふうに、疑問の内容を変えるときが来たのです。

双極性障害について考え、対応を決めていくには、多くの忍耐をもち、観察を続けること、子育てに対しての臨機応変な考え方が必要です。双極性障害の症状だけでなく、その治療に役に立つすべての選択肢を理解することも必要です。この本を読めば、双極性障害のお子さんを愛し、お子さんと共に暮らせるようになっていきますが、それに加えて、この障害の医学的および臨床的側面を理解することも大切です。

この障害とその治療について書かれた本を購入することから始めてください。インターネット上にもたくさんの情報があります。例えば、米国精神障害者協会（ＮＡＭＩ）および米国国立精神衛生研究所（ＮＩＭＨ）のホームページは、非常に役立ちます。診てもらっている精神医療の専門家に、参考書や支援グループについて尋ねてみてください。そのような本や資料を読めば、双極性障害をもっと理解し、お子さんをどう援助するかがわかるようになります。

双極性障害の子どもをもつ親御さんとも知り合いになりましょう。この本の情報のように、彼らの情報は、双極性障害の子どもをもっていることがあなたの生活にどのような影響を与えるかを知る手がかりになります。あなたがどんなに大変なことと直面しているか誰も理解してくれないと感じるときも、彼らが支えてくれるでしょう。学校や医師を推薦してくれたり、本を共有したり、子育てに関する助言をしてくれたり、そのほかにもあなたやお子さんの助けになるたくさんの情報を提供してくれるでしょう。お子さんの学校、地域の宗教団体、精神保健協会の支部に連絡をとって、特別支援を必要とする子どもの親のための資料や支援グループを見つけましょう。検索エンジンで「双極性障害の子ども」と入れ、オンラインのホームページやチャットルームをチェックしましょう。

第6章　ほかの人が示す診断への反応

精神の病気をどのように説明するか

脳は人の身体の中で最も複雑な組織（システム）です。脳がうまく働かなくなったり、そうなる可能性があるというのは、不思議なことでしょうか。脳に問題があると、脳がコントロールするふたつのことに影響します。つまり、身体の機能と心の（精神）機能です。脳の問題が、パーキンソン病の人が震えたり、てんかんの人が発作を起こしたりなど、身体の機能に与える影響は、皆さん、容易に理解できるようです。しかし、脳の問題が自分ではコントロールできない悪い影響をその人の考え方や行動や感情に与えるということには、あまり理解がありません。

ここに、双極性障害やそのほかの精神病全般について他人に説明し理解してもらうのに役立つ考え方をいくつか提示します。このような考え方が、他人と同様にあなた自身にとっても、ものごとの展望を示し安心させてくれる材料になるといいと思います。

○双極性障害は糖尿病と同様に生物学的な病気である。どちらも、化学的なバランスの乱れによって生じる。一方は脳に起こり、他方は膵臓《すいぞう》に起こる。双極性障害はほかの身体の病気と同様に扱われ、同じように治療されるべきである。

○脳は身体の一部である。身体のほかの部分と同様に、簡単に見たり理解したりできない障害の影響を受けることがある。

○双極性障害の影響は、脳腫瘍やアルツハイマー病に例えることができる。どちらも行動に影響し、あまりはっきりした理由なく、その時々で程度が変わる。アルツハイマー病の老人のかんしゃくをその人のせいにはしないだろう。本人はそれをコントロールできないのだから。それではなぜ私たちは、双極性障害の子どものかんしゃくをその子の責任にするのか。子どもの行動が本人の選択や意思で変わることを期待してはいけない。

○ほかの身体の病気の人を扱うのと同様の思いやりと情熱をもって、精神に障害をもつ人に対処することを学ばなければならない。

○その病気の、子どもやそのまわりの人への影響を認め、受け入れ、対処しなければならない。がんのような身体病でその人生がひっくり返ってしまった人に対してはそのような対処ができるのだから、精神の病の人に同じことができないはずはない。

診断について他人に告げる

他人にお子さんの診断について話すとき、精神科の診断の話をするのは、糖尿病やがんの話をするのとは違っていることに気がつくでしょう。たとえあなたやお子さんのことを愛している人であっても、その人が示すかもしれないさまざまな反応に対して、心の準備をしておかなくてはいけません。ふつう、病気の子どもをもった親御さんがほかの人にそのことを告げれば、多くの支援を得られるものです。人々は同情し、助けようとしてくれます。お子さんの診断が精神科の病気の場合、これがあまり当てはまりません。その代わりに、批判的で非難するような態度や、おびえた態度で反応する人もいるでしょう。あなたがしたこと、あるいはしなかったことが問題の原因であるかのように、子育て法についてのいろいろなアドバイスをする人もいるでしょう。自分が関わって問題を解決しようとするかもしれません。「子どもは皆、そんなふうに行動するものなのよ」などと言って、問題を過小評価する人もいるでしょう。あなたたちのことを思っている家族や友人でさえ、不用意に傷つけるようなことを言うかもしれません。お子さんの問題についてあなたが考えたり感じたりしていることを自由に聞いてもらう代わりに、あなたがその問題を止めることができたはずであるとか、あなたの子育てが問題であるかのように感じて、困惑し恥ずかしくなってしまうかもしれません。

「以前にパトリックとの悪戦苦闘について近所の人に話したことがあります。隣人は、息子には悪いところがあるようには見えないので、『厳しく叱って体罰を与えれば問題も解決する』と言いました。双極性障害について説明しようとしましたが、その隣人はただ目をキョロキョロさせただけでした。まったくわかっていない人がいるのです。私は同じ過ちを繰り返したくありません」

（コリーン）

私たちの社会には、精神病は恥ずべきものだという考えを支持する長い歴史があります。行動や気分を自分でコントロールするべきだと考えているのです。その結果、精神病に関しては、ほとんどの人がまったく無知です。とくに子どもに関してはその傾向が強いのです。精神医学を信じていない人さえいます。

「ＡＤＨＤについては非常に多くの論争があります。それが本当かどうかは別として、それが言い訳として使われ、過剰に診断されたりしているといわれています。そのため、子どものどんなタイプの精神病も、脳化学の問題も、とりわけ薬を必要とするものについては、それを受け入れない人が多くいると思います」

（キャロライン）

たいていの人は、子どもが自分の行動を自分でコントロールできるようになるものだと思っています。私たちの子どもはこれが自分ではできませんし、私たちの助けを借りてもできないことがあるのです。当事者以外がこのようなことを理解したり受け入れたりするのは難しいことです。それより、親を非難したほうが簡単なのです。

♥「あなたたちを理解しようとしなかったり理解することができず、あなたたちを支援しようとしなかったり支援することのできない人たちから自分自身とお子さんを守るのは、とても大切なことです。病気に関して知ろうとしない人を教育することはできません。忍耐力のない人に、お子さんを受け入れることを期待しても無理です。他人の批判を受けるかもしれないという心の準備が必要です。お子さんの問題に関して、あなたを非難する人は多いでしょう。『厳しすぎる』『厳しさが足りない』『子どもと十分な時間を過ごしていない』『私に一日くれれば、しつけてみせるのに』『……さえすれば、お子さんはちゃんとしますよ』『お子さんには少しばかりの枠組みが必要なんです』『お子さんはただ、人をあれこれと操る子どもなのよ』などなど。私はこのようなことをうんざりするほど聞きました。お子さんの幸せのために人生のすべてをささげているのに、お子さんの病気のことであなたが非難されるのは痛ましいことです」

あなたにできるのは、自らを教育することと、自分がしていることを信ずることです。心の奥では、何が正しく、何が真実かがおわかりでしょう。あなたを取り巻く人々の無知に対して、心の準備をしてください。それを避け、無視する方法を早く学べば、心の痛みや怒りを経験することも少なくなります。

「私の弟のジェシーが自殺未遂をした数日後、おいのコディが大きな熊に襲われました。双極性障害についてとても詳しくなっていたにもかかわらず、私は最初コディの命の危険のほうがジェシーのそれよりも〝現実味〟を帯びたもののように感じました。どちらも命を落としかけ、どちらも入院していましたが。精神的ダメージより肉体的なことのほうがはるかに理解しやすいからです。私自身、このように感じたことに罪の意識を感じています。でも、これは自然な反応なのでしょう。コディの身に起こったのは事故であり、ジェシーは自分でコントロールして止めることができるはずのことをしてしまったと考えがちです。しかし実際には、コディが熊をコントロールできなかったのと同じように、ジェシーも自分の頭の中の声をコントロールできなかったのです」

（シェリル）

他人を助けるためにその人に病気のことを話すのが目的ではないのです。あなたやお子さんを支援してくれる人だけに話をするように的をしぼってください。知らせる必要のない人に話す義務はありません。この時点で、診断の結果を他人に話す唯一の理由は、あなたとお子さんのためになるからです。人にはそれぞれ、個人的な情報を分け合うことに関して違う意見や感じ方があります。あなたがよいと感じることだけをしましょう。そしてそのことについて、あなたがどう感じるかはいつも同じというわけではないと知っておきましょう。過ちを犯すこともあると思っていてください。あとで話さなければよかったと思ったり、長いこと迷ったあげくやっと話したけれどもっと早く話せばよかったと思ったりすることがあるでしょう。親であるということは、〝職業訓練〟のようなものです。あなたの勘は、時間や経験の積み重ねによってのみ、磨かれていくのです。

♥「昔は双極性障害のことをまわりに教えることが大切だと思っていました。でも今では、そのことで、私の子どもの評判や地域で受け入れられることの高い代償と引きかえにならないようにすることがとても大切だとよくわかっています。あなたのお子さんが毎日のいろいろな問題のすべての原因にされてしまうことはよくあることです。双極性障害を秘密にしなさいとか、他人に情報を提供したり教えたりしないようにと言っているのでは決してありません。そうではなくて、誰に対してどのように知らせるかに注意を払うことが大切だと言っているのです」

「私の友人が私立学校の委員会に出席していたところ、ある委員が、『学校で精神科の薬を使っている、あるいは使ったことがあるすべての子どものリストを公表すべきだ』と主張したそうです。薬と校内暴力との間に関係があるというのです。なんて恐ろしい考え方でしょう！」

（メリッサ）

「最小限、必要な人にだけ話すことにしています。私の家族と近しい友人と学校だけが、ジェレミーの診断を知っています。他人は私の子どもにレッテルを貼り、私に対しても色めがねで見るだろうと思うのです。子どもを守るために、できるだけ少ない人に話すようにしています。ジェレミーはすでにとても多くのトラブルを経験しました。だから彼の診断を知った人のことで、彼に苦労させたくないのです」

（カレン）

「私はとてもフランクな人間です。自分の生活に何が起こっているかについて、いつもよくしゃべる傾向があります。だから、双極性障害ほどの重要な情報は隠しません。何が起こっているのかようやくわかって、とてもわくわくしています。ほかの人にも、サマンサの行動の本当の理由を知ってほしいと思うのです。ほかの人がそれをうまく処理できなくても、それは彼らの問題で、私の問題ではありません」

（ジェーン）

「私たちの両親は、双極性障害がどうして起こったのかを見つけ出すことに躍起です。それが生物学的問題で、遺伝的な影響があるということを彼らが理解するのは、たぶんよいことなのでしょう。ですが、誰に責任があるかにこだわらず、その病気について、そして病気が彼らの孫や彼らの子どもである私たちに与える影響にもっと注意を払ってくれればいいのにと思います」

（ダイナ）

「ザッカリーが皆の前で最もひどい問題行動を起こすときには、私は店員やウェイターやそこにいる人たちに、彼は〝特別〟なのだと言います。彼らがすべてを知る必要はありませんが、私がこのような行動を増長させたり容認しているのではないことを知ってほしいのです。例えば、ザックを散髪に連れていったとき、椅子が緑色だったことで狂ったようになりました。彼は延々と、緑の椅子にはすわりたくないとダダをこねました。そのとき、私はただ微笑んで、『この子は〝特別〟なの』と言いました。床屋さんはザックと親しくなろうとして、いろいろ話しかけてくれましたが、ザックはそれを完全に無視しました。私は床屋さんに、ザックではなく、弟に話しかけてくれるように頼みました」

（エイドリアン）

あなたの友人やご家族の多くが理解してくれて、協力的で、助けの手をさしのべてくれるといいと思います。最も簡単な方法は、自分で病気について学んでもらうことです。本を読むように勧めたり、インターネットで調べてもらいましょう。特定のトピックについて調べるように頼んでもいいでしょう。その人たちはあなたを助けることができ、そのことで自信を得ると同時に、自分たちも学んでくれます。あなたとお子さんの〝チーム〟になってくれる人が増えるのはよいことです（双極性障害があなたの親戚やほかの人との関係におよぼす影響にどう対処するかは、第10章を参考にしてください）。

「プレイグループ（訳注 子どもを遊ばせるための親子の集まり）で、シンディ、シェリ、ハイディと私は、子どもが幼児から学校にあがる前までの時期の自分たちの子どもの成長や進歩について話し合ってきました。私にはシンディがどうやっていたのかわかりません。最初の頃、私たちの子どもは徐々に独立心を発揮して、何でも自分でしようとしていましたが、ジュリーはシンディの脚にしがみついていました。彼女は抱かれるのをいやがりましたが、シンディにしがみついていたかったのです。その後、ジュリーが最初にオムツがとれ、オマルを使えるようになりましたが、一方で、理由もなく床におしっこをするのも彼女でした。私たちは、子どもがかんしゃくを起こしたときには、『タイムアウト』のテクニック（子どもを静かな場所にいかせる）を使い始めることを話し合いました。あとで知ったのですが、シンディは何時間も続くジュリーの激しい怒りの発作の最中、ジュリーが自分を傷つけないように彼女を部屋の中に閉じ込めていました。ジュリーはほかの子どもたちよりも明らかに身体を動かすのが得意で器用でした。言葉も非常に豊富でした。子どもたちの中では、しばしば議論やけんかの中心にいました。私たちは皆、ジュリーに感心していました。私たちは、ジュリーを特徴づけるこれらのことのほとんどすべてが、何かがおかしいということの兆しであったとは知りませんでした。彼女を扱いにくい子どもだと考えていただけでした。シンディがみんなにすべてを洗いざらい話したあと（それは彼女が事実を知ってしばらくたってからのことでしたが）、私たちは起こっていることのほんの一部分を見ていたにすぎなかったことを知りました。本当のことを知ったことで、私たちはシンディをずっと助けやすくなりました。ジュリーがコントロールをなくしたときには、しつけをすることができました。また、なぜジュリーの行動をそっとしておく必要があるかを、自分の子どもに説明できました。仲間の中で自由に話す機会をシンディにあげることもできました。秘密がなくなったので、皆にとってプレイグループがさらに楽しくなりました。そして私たちがジュリーの行動を彼女のせいにするのではないかという心配がなくなって、シンディはずっとリラックスできるようになりました」（シェリル）

双極性障害について子どもと話す

お子さんの年齢に合わせて、何が起こっているのか話す必要があります。それを何と呼んでもかまいません。障害の実際の名前を使ってもいいし、脳の化学物質の問題だと説明してもいいでしょう。どちらでも、お子さんにぴったりのほうを選んでください。重要なのは、自分の気分や考えをコントロールするのが難しく毎日苦労しているのはなぜかという原因や、それをコントロールできないことをあなたが責めるつもりがないことを、お子さんが理解できるようにしてあげることです。薬や心理療法がどのように脳の機能をよくしてくれるかについて話し合いましょう。お子さんがより適切な行動ができるようになるためにあなたとお子さんが協力し合えるということを伝えましょう。

❤「私にとっては、脳の化学物質に関する生物学的な問題があり、それが彼女の考えや行動に影響しているということをジュリーに理解させることが重要でした。8歳の子がそういうことを理解できるでしょうか。ですから、彼女が理解できるような、たとえを考える必要がありました。彼女が理解できる言葉で本当のことを伝えたいと思いました。化学物質のことは、『脳の中で情報を伝えるパズルのピースのようなもの』だと説明しました。ある種類のメッセージはある特定の〝形〟に作られています。脳のある部分が正しい形に作られていれば、ぴったり合います。双極性障害の場合には、ある特定のパズルのピースの数が不十分だったり、形が間違っていたりします。だから、彼女の脳は自分の考えや行動をコントロールするのに必要なすべての情報をいつも手に入れることができるわけではないのです。薬が正しい形のパズルのピースを彼女の脳に入れてくれるので、脳がうまく働くようになるのです」

「ジョーイが強迫性障害と診断されたとき、彼には、『あなたの脳はある部分からほかの部分への電気的なメッセージを伝えるのに正しい化学物質を必要とするコンピューターのようなものだ』と説明しました。私がひと息つく前に、彼は『ああ、僕の脳はコンピューターウイルスに感染したようなものなんだね』と言いました。私はそのとおりだと言いました。そして、それ以上何の説明もいりませんでした。彼は病気の名前については何の関心もないようでした」（シェリル）

「父は、私がカリッサの前で彼女の双極性障害について話すのをいやがります。子どもに話すべき話題ではないし、それを認めるべきではないと言うのです。私はその考えに大反対です。自分の家族の間で病気について安心して話すことができなければ、カリッサは病気を何か恥ずべきものだと考えながら成長してしまうでしょう」

（アイリーン）

双極性障害についてほかの子どもたち（兄弟姉妹）に話す

小さな子どもでも、きょうだいが脳に問題をもっていて、そのために自分をコントロールできず、ときどき問題行動をとってしまうということは理解できるものです。それぞれの子どもの年齢と性格を考えて、どのくらい詳しく話すべきかを考えましょう。必ずしも百パーセントわかりやすく説明できないとしても、百パーセント正直に質問に答えましょう。子どもというのは、形式的な説明より、その問題が生じたとき（例えば、怒り発作が起こっているとき）にそのことについて少しずつ伝えられる情報を好むということを覚えておいてください。

ある程度大きくなっていれば、自分のきょうだいがなぜそのような行動をとるのかの本当の理由を知って、安心するでしょう。あなたが多くの時間とエネルギーをそのきょうだいにかけてしまっていることに対しての意識／無意識の不満もたぶん軽減されるでしょう。また彼らは、自分も同じ病気になるかもしれないとか、きょうだいがこれからもずっとあなたの注意を引き続けるのではないかとか、きょうだいの病状がひどくなるのではないか、などと心配するかもしれません。あなたの注意を引くために悪いことをするようになるかもしれません。あなたと同様に彼らもいろいろな感情を経験するのです。はじめて病気の説明をするときも、それから双極性障害のお子さんとの毎日の生活の中でも、ほかの子どもたちをサポートしなければなりません。彼らのきょうだいのかかえる困難の多くは双極性障害によるものであること、しかし、それは悪い行動、とくに彼らに対する悪い行動を正当化する言い訳にはならないことを、繰り返し説明しなければなりません（双極性障害の子どものケアをしながら、どのようにほかの子どもたちもケアしていくかについては、第10章を参考にしてください）。

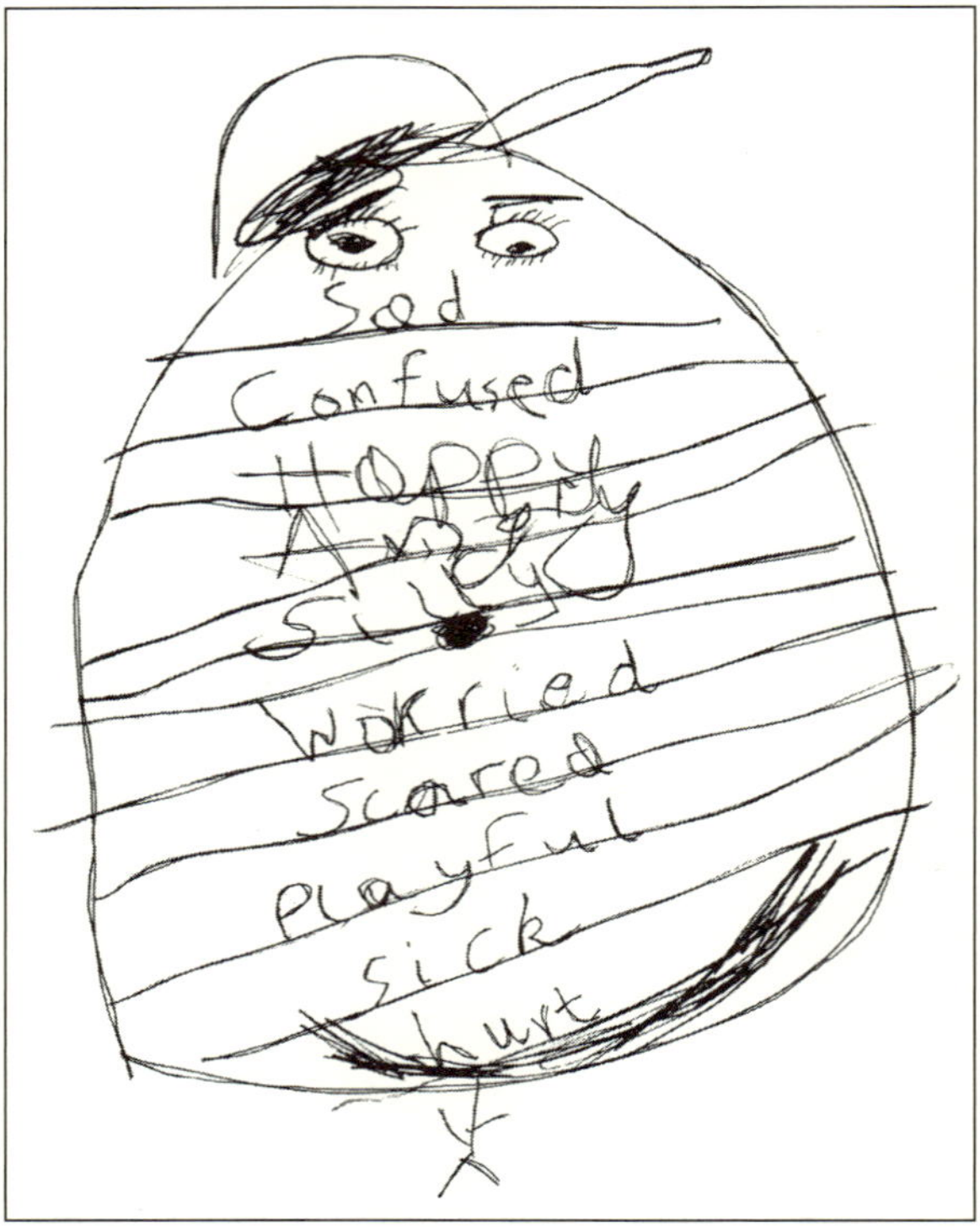

双極性障害をもつとどんなふうに感じるかというイラスト

「11歳のジョーダンは、弟のジョーイが心配を止めてくれる薬を飲めることにひどく驚いていました。だから気分が落ち込むようなことがあったとき、薬を飲めば気にならなくなるだろうから飲みたいと言いました。私は、現実に起きたことに対して少し落ち込むことと、ジョーイのようにコントロールできない、理屈に合わない、止めることのできない心配をもち続けることとの違いを説明しなければなりませんでした。ジョーダンがそのような気持ちを想像することすらできないのは、本当にありがたいことです」

（シェリル）

第3部　子どもが治療を受ける手助けをする

第7章　子どもの治療をアレンジする

診断のついたことで、目的地へ着いたように感じるかもしれません。しかし、目の前には、お子さんの治療という長い旅が横たわっています。双極性障害の診断を受けたら、おそらく精神科の薬を処方されるでしょう。薬は治療の第一歩です。なぜなら気分が安定しない限り、自分の考えをどのように処理しコントロールするかを学ぶのは難しいからです。お子さんが薬を服用することや定期的なセラピーを受けることに対して、どちらかの治療にだけ頼りたい気持ちになるかもしれません。しかし、このふたつの組み合わせが最も有効であるということは、証明されているのです。

子どもの医療チーム作りを管理する

双極性障害は、ひとり、あるいは両親一緒でも、対処するのがとても困難なときがあります。さらに、医師もひとりでは十分ではないかもしれません。お子さんの複雑な医学的および精神医学的ニーズに対処するには、専門家のチームが必要になることでしょう。幸いにも、第3章で説明したのとほぼ同じ方法で最良の専門家を選ぶことができます。

必要とする専門家には、次のような職種が含まれるでしょう。

ただし、保険のタイプによってどのタイプの専門家を選ぶべきか決まってしまう可能性があることは覚えておいてください。

○**精神科医**――薬を処方でき、セラピーやほかの治療を提供できる医師で、検査結果の経過の観察が必要な薬ではその医学検査を行います。最初の診断をした精神科医と同じであることも違うこともあります。あなたは診断技術の面から医師を選択しましたが、これからは、あなたが望む治療のできる人が必要です。

○**心理士**――医師ではありませんが、セラピーの専門家です。心理士の中には、子どものセラピーの訓練を受け、免許をもっている人もいます。精神科医より予約がとりやすく、料金も安価です。心理テストをしたり、学習障害の有無の判断をしたり、セラピーのための診断をつけたりしますが、薬の処方はできません。

○**セラピスト**――セラピーの訓練を受け、免許をもった専門家。この中には、ソーシャルワーカーや心理学に関連した資格をもっている人もいます。経験が豊富で、子どもとの関係もうまく作ることができる人が最良のセラピストです（私たちは、専門家の種類に関係なく、セラピーをする人に対してこの言葉を使います)。

○**小児科医**――子どもの身体の健康を管理し、いくつかの精神科の薬の経過を見るのに必要な医学検査を行うこともできる医師。全体を見通すことができ、子どもの健康のすべての面を理解してくれる小児科医があなたには必要です。もし今かかっている小児科医がそれをしてくれなかったり、双極性障害の診断に理解を示してくれない場合、ほかの小児科医を探しましょう。

○**薬剤師**――薬の作用、副作用、ほかの薬との飲み合わせ、用量に関する広い知識をもつ薬の専門家。

○**スクールカウンセラー**――学校や学区域にはソーシャルワーカーや心理士といった専門家がいて、子どもが学校でうまくやっていくための助けとして必要な特別なサービスの提供を調整してくれます。スクールカウンセラーは厳密には健康の専門家ではありませんが、子どもの治療に関わってもらわなくても情報だけでも知らせておくのはよいことです。カウンセラーは、子どもが学校で一日の大半の時間、何をしているかの情報を得ることのできる立場にいるので、価値のあるアドバイスができたり、ほかのサービスを紹介してくれたりすることがよくあるからです。

お子さんの状態と薬について、お子さんを治療してくれるすべての専門家に話しましょう。これはお子さんを治療する歯科医、眼科医およびそのほかの専門家についても同じです。十分な情報を提供すれば、最上の医療をしてもらえます。

例えば、精神科の薬には口が渇くものがあります。歯科医がお子さんがそのような薬を飲んでいることを知れば、虫歯にかかる危険性が高いことを予想して、もっと頻繁な受診を計画してくれるでしょう。

医療の専門家と関わる

どんなに気の合う医療関係者を見つけても、あくまで、彼らは専門家であり、あなたは親だということを忘れないでください。お子さんへの最終責任はあなたにあるのです。ですから、お子さんの治療に関するあらゆる決定に、常に積極的に参加しなければなりません。お子さんのことを誰よりもよく知っているのはあなたです。あなたの勘や考えは確かで、尊重されるべきです。専門家があなたと違うことを言うとき、自分が間違っていると思い込まないでください。さらに詳しく説明するように専門家に頼みましょう。それでも納得できないときは、セカンドオピニオンを求めましょう。そしてもし必要なら、違う専門家にかえましょう。専門家の考えが正しいと思うときでも、診断や薬の使用についての重要な判断を下さなければならないときには、セカンドオピニオンを求めるのはよいことです。

♥「自分の直感を信じれば、ほぼ99パーセントの場合正しいということを経験から学びました。たとえ、重要事項の決定や診断に関して自分がどのように感じるかを医師に論理的に説明できなくても、自分の勘に忠実でありたいと思っています。もしこれを尊重してくれないようであれば、私と子どもにとって、その専門家はよい専門家とはいえません」

お子さんの医療専門家のチームを作りあげたら、あなたがチームのメンバー間の調整役となる必要があります。双極性障害は生物学的基礎に基づいた精神発達障害なので、精神科医、セラピスト、小児科医などお子さんを治療する専門家が互いに連絡を取り合うことが不可欠です。これは単に、専門家が形式的にあいさつし合えばいいというものではありません。お子さんが飲んでいる薬は心と身体の両方に影響します。お子さんの治療をする人は、情報を共有し、自分の専門であるお子さんの一部分だけでなく、お子さん全体を治療しなければなりません。もし専門家がこれをしてくれない場合、あなたが合同の会議を開いたり、診断や治療の記録のコピーをお互いに送ってもらうよう頼んだり、お子さんの治療や状態の変化、検査結果を共有してもらうことで、このプロセスが円滑に行われるようにしなければなりません。

さらに、あなたはお子さんの代弁者として、お子さんの身に起こっているすべてを知る権利と責任をもっています。新しい薬、治療が始まるたびに、何が起こるのかをしっかりと理解できるように、必要な質問をしましょう。

もし専門家があなたの理解できる言葉で十分な説明をしてくれなかったり、質問に答えてくれなかったりしたら、新しい専門家を見つけましょう。

セラピーを受ける

お子さんが精神科医、心理士、ソーシャルワーカー、またはセラピスト、あるいはこれらのうちのいくつかの専門家の治療を受けるいずれの場合も、お子さんを不適切で危険な行動へと走らせてしまう原因となっている、ものの考え方や感情を、お子さんが認知できるようにすることに重点をおくべきです。そのような感じや考えを止めたり、気持ちをそらしたりする能力をお子さんにつけさせ、より適切に行動できるようにさせ、また正しい薬でも消えない困難な症状を理解できるようにさせなければなりません。脳の化学的状態が安定すると、薬で完全にはコントロールできないような気分の変動やマイナスの感情への対処法を、お子さんが習得できるようになるのです。

気分を改善し、他人とよりよく関われるように、また直面する問題を解決できるようにするさまざまな方法のセラピーがあります。多くの場合、セラピストは、お子さんに最も効果的と思われるセラピーを使います。

「認知行動療法」は、双極性障害の治療として最もよく行われ、最も効果のある治療法のひとつです。それは日々実際に起こる状況と問題に焦点を当てます。この療法は、思考と感情（このふたつをまとめて「認知」と呼びます）と行動に注目し、それらがお互いにどのように影響し合うかを考えます。お子さんは状況をゆがんだ認識でとらえていることに気づき、それを修正し、より適切な方法で反応できるようにするための技術を学ぶことができます。自分の生活に何が起こっているかを話し合い、不健康な考え方や感情、行動を変える方法を学ぶ機会を与えてくれるのです。

セラピーには、「遊戯療法（プレイセラピー）」も含まれるでしょう。これには、フラストレーションや自分の好み、子どもなりの問題の解決の仕方を考える機会を与えてくれるさまざまな活動が含まれています。まだ自分の感情を言葉でうまく表現できない小さな子どもに有効なセラピーです。

「グループセラピー」は同じような問題をもつ子どもの対人関係を考えるのに有効です。家族全員がセラピーの治療セッションに参加する「家族療法」は、双極性障害をもつ子どもはもちろん、それ以外の家族にとっても、お互いを理解し、しばしば問題の原因となる状況を特定し、相互にどのように関わるかのパターンを改善することを目指すものです。治療の進行とともに、ほかのセラピーの方法も提案されるかもしれません。

どのようなタイプのセラピーが行われようと、あなたはセラピーの進行に不可欠な存在です。目標の設定にはあなたの意見が重要ですし、何に効果があって、何に効果がないかのフィードバックをするべきです。また、どのような効果があがっているかを、セラピストに尋ねるべきです。個別の面接やお子さんと一緒に参加した治療のセッション、またはセラピストとお子さんが面接したあとのあなたとセラピストとの会話などを通して、尋ねてみるといいでしょう。

あなたはお子さんの診断、治療の進行状況、問題や治療法などの情報を知っているべきですが、お子さんが話した内容がすべてあなたに伝えられるわけではないことを理解しましょう。ほかの人には言えない情報をセラピストとは共有できるのだと、お子さんが安心感をもつことが大切だからです。

♥「精神的問題をもっているのは私なのではないか、そんなふうに医師が思っているのではないかと感じることがありました。私はわが家に起こり続ける恐怖について話しますが、ジュリーはただ腰掛けて、まるで小さな天使のような顔をして彼らと話すのですから」

「息子とセラピストが彼らが重要だと考える方向に治療を向けていくのを許すのに、大変な思いをしています。ネイサンがセラピストに自分の行動や不安について本当のことを言っているのかどうか信用できないのです。ネイサンが人を操作するのが上手だということを見破るだけの技量があるセラピストであってほしいのです。実際に家でどんなことが起こっているのかを見たことのない人が、ネイサンを本当に理解できるとは思えないのです。セラピストは、家での日々の状況や私が何を心配しているかについて、私の意見を聞いてくれますが、それでも私は彼らと一緒にセラピーのセッションに入りたいのです。たとえセラピストが、ネイサンが自分の言いたいことを自由に話すには私が同席しないほうがいいと言ったとしてもです。セラピストに、治療に対する私の心配についてときどき話し合ってくれませんかとお願いするつもりです」

（ローズ）

子どもの治療を見守る

お子さんの医療チームの最も重要なメンバーとして、あなたには、薬やセラピーのうち、どれが効果があって、どれに効果がないかを判断し、治療の進み具合を見守る重い責任があります。そして、専門家に情報を提供し続ける責任があります。新しい治療の追加が必要と思う場合には、とくにそうです。お子さんの行動、気分、かんしゃく、睡眠のパターン、エネルギーのレベルやその他の特徴を記録しておけば、この大きな課題を果たす助けになります。あなたの記録は、専門家に情報を伝え、お子さんの行動のパターンを見極め、薬の選択をし、また効果のある行動療法のテクニックは何かを判断するのに役に立つのです。

お子さんの行動や気分の記録をつけるとき、よい行動と問題な行動、その期間、起こった時間、試みた行動療法のテクニック、子どもの反応、そのできごとの誘因、どのようにそれをおさめたか、睡眠の習慣、食事の習慣などを書き留めましょう。同時に、お子さんが服薬中の薬についても詳細な記録をつける必要があります。これは気分の記録に書いてもいいですし、別の記録にしてもかまいません。お子さんが飲んでいるすべての薬について、服薬開始日、中止日、服薬量、服薬する時間、血液検査をした日とその結果、薬の効果と副作用を記録する必要があります。内服薬がたとえ一種類でも書いておきましょう。時はたち、あっという間にいくつかの変更があったり、追加されたり、量が変わったり、服薬時間の変更があったりします。今はとても簡単に思えますが、将来薬の選択をするとき、すべてを事細かに思い起こすことがとても難しくなるでしょう。

このような記録をつけることは、親としてしなければならない大きな責任が増えたように感じるかもしれません。しかし、やる価値のあることです。とくにあなたにとっての子育ての経験の複雑さや、その激しさや高ぶる感情を考えると、自分の記憶だけに頼るのはほとんど不可能でしょう。あなたの記録によって行動のパターンが判明すれば、治療の成功に大いに貢献するでしょう。

次ページ以降は薬および行動の記録の例です。

例1

2002年10月19日

カルバマゼピン　200mg（朝、眠前）
リスペリドン　3mg（眠前）
メチルフェニデート　5mg（午前8時、正午、午後3時）

困難な朝。彼女を起こして登校準備をさせるのがとても難しかった。宿題はいつもよりうまくいった。おやつを食べ、下校後宿題を始めるまで30分の自由時間にする。夕食後怒りの発作がやってきそうな気配あり、散歩に連れ出し、早めに入浴させる。役に立ったようだ。今晩は、寝つくまで90分かかる。

2002年10月28日

リスペリドンおよび午後のカルバマゼピンを夕食後に変更。

午前中の様子は少しだけ改善。それほど泣かずに起きて着がえができた。今日、精神科受診。就寝前の薬を夕食後に変更してそれで寝つきがよくなるかどうかを見るようアドバイスを受けた。宿題は困難。たくさんの算数の問題があり、今やっている問題以外の問題をすべて白い紙で覆って見えないようにしなければならなかった。この方法で彼女の不安を少し解消できたようだった。就寝はスムーズだったが、真夜中まで寝つけなかった。

2002年10月29日

今朝は起床が非常に難しかった。午前中をほとんど泣いて過ごし、とても疲れていると言った。宿題も困難。私がやるように言うと、コントロールを失い始めた。私は彼女を自室に行かせて、15分間そこにいるように言った。彼女は音楽を大きな音でかけ、数回ドアを大きな音を出して開け閉めした。しかし、それが役に立ったようで、彼女は少し宿題をすることができた。就寝は前よりスムーズであった。9時30分に入眠。やった！

例2

2003年3月10日

メチルフェニデート開始　起床後すぐ5mg、午後3時5mg

・最初の数日間、口の渇きあり。

・若干“ぼーっとした様子”でとても静か。

・鎮静されている以外にはほとんど変化なし。

2003年5月13日

メチルフェニデート中止。

2003年5月20日

バルプロ酸 125mg（午前、眠前）開始

スプリンクルカプセルを使用。リンゴソースはいやがったが、ヨーグルトやアイスクリームに入れるのは何とか大丈夫だった。

2003年6月6日

同じ薬継続

・薬開始2週後から気分は改善しているようだ。

・明らかな副作用はない。

・薬の血中濃度　バルプロ酸＝105

2003年7月15日

同じ薬継続

・トラブルなく、友だちと2時間も遊んだ。

・ゲームに負けてもキレなかった。

訳注　スプリンクルカプセル：開いて食べ物にふりかけられるもの。

例3

日付・時間・活動	できごと	行動・継続時間	解決法・結果
土曜、午前、友人の家にとまる	ラッキーチャーム（おまけ）がもらえなかった。	ボウルを部屋の外に投げ、20分間家に帰りたいと大声をあげ続ける。	友だちの母親が気持ちを切りかえようと「用意をすれば早く母親に会える」と言ってくれたので、シリアルについてどなり続けながらも、家に帰る準備ができた。
日曜、午後、誕生会で	誕生会のゲームで負ける。	母親に向かって大声をあげて、ゲームに勝った子から賞品を奪いとる。	20分間車に乗せておいた。落ち着けなかったのでパーティーのみやげをもらう前に家に戻り、今後3回問題なく友だちと遊ぶことができるまではほかの誕生会に行けないと伝えた。
月曜、夜	ビデオカセットレコーダー（VCR）がうまく作動しないと言った。	大声をあげ、叩き、VCRを棚から押し出した。	VCRをこわしたらもう映画を見られないことを父親が思い出させたら、落ち着いた。

第8章　精神科の薬と子ども

双極性障害の治療に使われる薬がどのように作用するかについての理解を助けてくれる本はたくさんあります。この章は、このような薬を使う際に知っておくべきことや、これらの薬を飲んでいる子どもを親としてどのように面倒をみるかについて理解していただけるように書かれています。お子さんについての個別の情報は、今かかっている医師に尋ねてください。

幸いなことに、向精神薬の研究は進歩し続けています。子どもの双極性障害に対しての現在の治療は、５年前はもちろん、１年前のものとも違っています。私たちは毎日新しいことを学んでいるのです。あなた自身を教育することで、恐れやコントロールのつかない不安を減らすことができるのだと覚えていてください。双極性障害の治療薬について知れば知るほど、より大きな自信をもって正しい決定を下し、自分の決定に自信をもつことができるようになります。

何を知る必要があるか

○双極性障害は、脳の化学物質のアンバランスで生じます。脳は、私たちが考え、感じ、認識し、反応するシグナルを伝えるために化学物質を使っています。したがって、化学物質がバランスを失うと、それは気分や行動に影響を与えます。精神科の薬は脳の化学物質の通常のバランスを確立するのを助けます。

○薬には、それを製造する製薬会社すべてが使用する「一般名」があります。これは構成要素を示す化学名です。ふつうよく使われ、皆さんがよく耳にするのは、薬の「商品名」です。これは製薬会社が名づけ、その名で売ります。例えば、アセトアミノフェンはタイレノールの、イブプロフェンはブルフェン、またメチルフェニデートはリタリンの一般名です。処方する際、一般名を使用する医師もいますし、商品名を使用する医師もいます。処方薬が正しいかどうか確信がもてなければ、医師に尋ねなさい。もし医師が特定の製薬会社の薬を処方したら、ほかの製薬会社のものでもいいか、尋ねましょう。医師がある特別な商品名の薬を処方し、それを使ってほしいと言った場合には、薬局でほかの製薬会社の薬に変えないように頼みましょう。問題が起こらないように、処方の際には「この商品名の薬に限定」と医師に書いてもらいましょう。医師からの指示がないときには、特定の製薬会社の薬からほかの会社の薬に変えたり戻したりしないようにしましょう。お子さんは同じ反応をしないかもしれません。お子さんには服用後すぐに効果の出るメチルフェニデートのほうが徐放製剤よりも効果があるかもしれませんし、またその逆の可能性もあります。もし、加入している保険が後発品の使用しか認めていないときには、医師にそのことを伝えておいて、それを念頭に処方してもらう必要があります。医師が保険会社の意向に沿って選択しなければならないのは悲しいことですが、それが今の米国の医療制度の実態です。

○米国食品医薬品局（ＦＤＡ）は薬の使用目的を規定しています。米国で使用できる薬はすべて、ＦＤＡにより使用目的の承認を受けています。子どもへの使用許可を受けているのはそのうちの25％以下です。ＦＤＡが子どもへの使用を認めていないのは、安全性に問題があったり、効果がないからではありません。それは、これらの薬の効果を比較する治験が行われていないからです。なぜなら、子どもに使う薬の市場は小さく、子どもに臨床試験をすることには倫理的な問題もあり、子どもへの薬の効果を判定する正式な試験が行われるのはとてもまれです。それにもかかわらず、米国で現在売られているほとんどすべての薬は子どもにも使われています。薬が子どもに使われているのは、一般的な臨床での経験で、それらが子どもにも効果があるとわかっているからです。子どもへの薬の効果に関する情報のほとんどは、個々の患者の実際の使用経験や個々の精神科医が少数の例で行った研究および大人を対象にした研究の結果に基づいています。したがって、もし医師が処方した薬が子どもへの使用や子どもの症状に承認されていないものでも、神経質になる必要はありません。ＦＤＡが認めているものと違った症状に対する薬の使用は、「適応外」処方と呼ばれます。これは、製造会社が子どもに対する使用量、投与法、副作用について指示を出していないことを意味します。しかしあなたの医師は、小児の専門家によって発行された小児用量ガイドラインを作ったり、成人用量ガイドラインを子どもに合わせて修正したり、子どもに薬を与えた実例報告を参考にしたりするでしょう。ＦＤＡは状況によっては、承認された薬品の適応外使用は適切で、合理的であり、受け入れられるべき治療だと認めています。適応外の薬を処方するのは、子どもの治療においてはよく見られることで、それが十分な科学的根拠に基づいていれば、実験的なものとは考えられません。

○精神科で使われている薬の多くは、ほかの医学的目的でも使われています。事実、最初にＦＤＡが承認した使用目的は、てんかんや痛みの抑制が目的だったものもあるでしょう。実際にいろいろと使用してみて、ほかの症状を軽減することがわかったのかもしれません。６歳の子どもの気分安定薬として使われているカルバマゼピンが、同僚の娘さんのてんかん発作を抑えるために使われていたり、あなたの隣人が禁煙のために使っているザイバンと同じ薬であるブプロピオン（訳注　本邦未承認）がお子さんの気分を調整するために使われていても、心配ありません。

○用量は、必ずしもお子さんの身体の大きさや年齢によって決まるわけではありません。実際、多くの場合、子どもは大人よりも多くの用量を使用しています。なぜなら、子どもの薬の代謝、吸収、身体からの排泄が大人と違うからです。お子さんの飲んでいるセルトラリンの用量がご主人の用量と同じだったり、体重が84キロの18歳の男の子のオランザピンが体重27キロの7歳の娘さんより少量でも、驚くことはありません。

○ほかの薬と同様に、精神科の薬にも副作用があります。あなたは幾度となく、効果が副作用を上回っているのだろうかと自問自答するでしょう。あなたとお子さんとで、我慢することのできる副作用とできない副作用を決める必要があります。副作用の例としては、胃部の不快感、疲労感、口の渇き、震え、体重増加があります。多くの子どもが、かかえている症状との戦いに加えて、さらに薬の副作用と戦っています。体重増加は、とくに思春期直前や思春期の子どもにとって切実な問題です。

○長期的な副作用については、よくわかっていない薬もあります。これを子どもに飲ませるのは、重大で、心の痛みを伴うほどの選択です。例えば、子どもに薬を飲ませることが将来不妊症につながるかどうかがまったくわからなかったりするでしょう。しかし、全体像を見なければいけません。どの作用や、どの副作用を優先するか、そのときにできる最良の選択をしなければなりません。たとえ薬がお子さんの将来の健康に何らかの影響を与えるとしても、お子さんの現在の行動や気分も長期的な影響をおよぼします。お子さんの症状は社会的、精神的、知的発達を妨げ、お子さんとそのまわりの人間を不幸にします。そして、なかには、服薬しなかったために双極性障害がより重くなり、その結果、長期の治療によって出現するかもしれない副作用を経験するより前に、自分やほかの人を傷つけてしまうこともあります。多くの親は、すぐ得られる効果のほうが、いずれ起こるかもしれない長期的な危険より重要であると判断します。のちのちの副作用の危険を、ある程度軽減させるためにできることもあります。副作用の有無を見るための適切な検査をお子さんが定期的に受けるようにしましょう。お子さんが飲んでいる薬について学び、あなたの〝チーム〟が最新の研究結果の知識をもつようにしましょう。必要なときには、薬をかえましょう。専門家向けの雑誌をとったり、専門家向けのセミナーに出席することを恐れないでください。知識を得れば得るほど、判断しやすくなるのです。

○双極性障害の症状や、合併してよく起こる状態の治療には、さまざまな種類の薬が使われます。それには、気分安定薬、精神刺激薬、抗うつ薬、抗不安薬、抗精神病薬などがあります。お子さんがこれらのうち2種類以上の薬を必要としても驚いたり心配したりしないでください。双極性障害の子どもの多くは、１種類の薬より数種の薬の組み合わせによりよく反応します。

新しい薬を始める前に尋ねること

以下の質問を医師にしましょう。

○何という名前の薬ですか（商品名、または後発品の名前）。
○どんな種類の薬ですか。どのように作用するのですか（薬によっては、作用機序がよくわかっていないものもあります）。
○今子どもが飲んでいるほかの薬と、どのように反応する可能性がありますか。
○子どもにどのような効果が期待できますか。
○双極性障害の子どもに、今までどのような効果の実績がありますか。
○短期的な副作用には、どのようなものがありますか。それがどのくらい続く可能性がありますか。
○長期的な副作用には、どのようなものがありますか。
○最初に使う量はどのくらいですか。
○一般的な投与量はどのくらいですか。
○どのように薬をモニターしていきますか。血液検査、心電図あるいはほかの検査が必要ですか。もし必要なら、何をチェックしますか。
○副作用を見つけるには、どのような症状に気をつけたらいいのですか。
○それが見られたらすぐに先生にお知らせしたほうがいいという症状はありますか。
○薬の効果が出るまでにどのくらいかかりますか。
○この薬を飲んでいるとき、食べてはいけないものや飲んではいけない薬がありますか。

○この薬について、家で読める説明書がありますか。
○服用を中止しなければいけないのはどんなときですか。

薬剤師――あなたの新しい親友

よい薬局を使うだけでは十分ではありません。いつも同じ薬剤師にお願いするのはよいアイデアです。そうすれば、用量やほかの薬との飲み合わせの問題を指摘してくれますし、薬に関連した問題の相談にのってくれるでしょう。仕事の予定を聞き、その薬局に行ったときはその人を指名し、よい関係を作ってください。そうすることにより、薬剤師はお子さんの状態を知り、お子さんのことに詳しくなり、処方のことでも市販の薬のことでも、あなたの質問に答えられるようになるでしょう。

「息子は薬を飲み込むのにとても苦労をしていました。私は考えられる限りのあらゆる方法を試みました。そのことを薬剤師に話したら、信じられないほど協力的でした。結局その薬剤師は薬をつぶし液状にして、ラズベリーの味をつけてくれました。私たちには奇跡のようでした。日々の戦いと涙は消え去りました。その薬剤師には感謝の気持ちでいっぱいです」

（シンシア）

処方と薬剤師

お子さんに処方されている薬を知っているだけでは十分ではありません。もらった薬が正しいかどうかを確かめ、その正しい投与方法も知る必要があります。こういうことは、薬局にいる間にすませてしまいましょう。あとで電話をして、薬局に戻るはめになったりするよりもずっと簡単です。

○指示をすべて理解するために、薬のラベルを読みましょう。
○薬の情報を求めたり質問したりするときには、相手が店員ではなく薬剤師であることを確認しましょう。
○錠剤をよく見ること。もし大きさや形や色が前にもらったものと違っていたら、薬剤師に尋ねましょう。
○もらった薬の名前を聞いたことがなければ、薬剤師に尋ねること。それは商品名の違いか、後発品かもしれません。医師に確認することなしに後発品にするのはやめましょう。
○ラベルや折込みに書かれた保存方法をチェックし、それに従いましょう。
○錠剤をつぶしたり、切ったり、溶かしたりしていいかどうか、薬剤師に尋ねましょう。
○薬に具体的な情報や注意などがついていないときは、何か知っておくべき追加の情報がないか、薬剤師に尋ねましょう。

○お子さんに市販の薬を与えるときは、その前に薬剤師に尋ねること。薬の中には、医師から処方されている薬との飲み合わせが悪いものがあります。確信がもてないときは、主治医に尋ねてください。

○いつ（空腹時、食後、起床時など）どのように薬を与えるのか、はっきりと確かめましょう。

○お子さんが薬を飲むのに苦労しているなら、薬剤師にアドバイスを求めること。薬によっては、シロップにしたり、スプリンクルカプセル（開いて食べ物にふりかけられるもの）、かめる薬など、子どもが飲みやすい形にできます。スプーン１杯のピーナッツバターや、アイスクリーム、ヨーグルトと一緒に錠剤を与えることもできます。薬剤師はほかにもいろいろなよいアドバイスをしてくれるでしょう。

○その薬剤師があまりに役に立たないようなら、新しい薬剤師を探しましょう！　たとえ薬局がそれほど便利でない場所にあっても、あなたの〝チーム〟の一員に、有能で、知識があり、親切な薬剤師がいてくれれば、とても助かります。

○薬剤師がどんなに優れていても、人は間違いをおかすものであり、薬局での過ちもよく起こるということを覚えておくのはとても大切です。ほかのすべての医療分野と同じように、専門家は非常に多忙です。薬剤師ではない薬局の店員が薬を調合することもたびたびあるでしょう。お子さんに薬を与える前に、すべてチェックしましょう。

♥「薬局から戻ってきて、ジュリーに薬を与えようとしました。その薬は、いつものものとほとんど同じでした。色も形も書かれてある文字まで同じでした。でも、大きさがいつもと少し違っていました。私は自分の勘を信じることにして、薬局に電話しました。それはいつもの薬でしたが、量が間違っていました。出された錠剤は、いつもの3倍量のものでした。チェックして本当によかった」

薬をより安全にかつ容易に与えるには、次のようなコツもあります。

○薬を1日ごとに整理し、すぐに取り出せて、数日分入れておくことができる容器を使います。1日ごとに入れるのには少し時間がかかりますが、毎日薬を与えるのが容易になり、用量の間違いも防げます。
○液体の薬を測ったり準備するための専用の注射器やカップを薬剤師からもらいます。家庭用のスプーンは容量がいろいろで、薬に使うには正確ではありません。
○液状の薬の中には、内容物が常に均等に混合しているわけではなく、危険な場合がありま す。最初は瓶の上の部分から、最後は瓶の底から飲むことになるので、内容の割合が変化し、弱すぎたり強すぎたりします。この問題を避ける方法を、薬剤師と一緒に考えましょう。
○薬を飲み込んでいるかどうか確かめます。子どもは口の中に薬を隠し、それをあとで吐き出すことがあります。それを捨ててしまうこともあれば、ためて一気に全部飲んでしまうかもしれません。

薬の調整

お子さんの薬の調整が完全に終わることを期待してはいけません。双極性障害には標準的な治療法はありません。多くの薬があるだけでなく、投与量や薬の組み合わせをいろいろ変えることで、お子さんの独自の脳の状態に異なる効果を与えることができるのです。薬の調節は双極性障害の子どもの親としての、日々継続する重要な役割だと思っていてください。以下のことに注意すれば、それがよりスムーズに行えるでしょう。

○気分や薬の詳細な記録をとっておくと、あとで役に立ちます。すべての薬の量、行動と気分の変化、副作用を記録しましょう。
○予想される副作用を知っておくこと。またすぐに対処しなければならない重大な副作用も知っておきましょう。
○お子さんが新しい薬を飲み始めたときは、医師と綿密に連絡をとること。初期に見られる典型的な副作用とそれが予想される期間について、医師と話し合いましょう。お子さんにどのような効果と副作用があるか、話し合いましょう。お子さんが経験する副作用は、やがて軽くなったり、時の経過とともに変化するかもしれません。身体が薬に慣れるまで、しばらく時間がかかることもありますが、いったん慣れてしまえば、いくつかの副作用は消えるかもしれません。

「ペリーが抗うつ薬を使い始めたとき、彼は疲れやすくなり、倦怠感《けんたいかん》や嘔気《おうき》や胃部不快感を訴えました。それでも医師は私に薬を飲ませ続けるようにと言いました。３週間くらいして、まさに私があきらめかけたとき、倦怠感がおさまり、嘔吐《おうと》も減少しました」（ヘイリー）

○お子さんが耐えるには大変すぎる副作用もあります。そんな場合には、同じ症状に対応するほかの薬を選択するという方法もあるかもしれません。お子さんの身体に合ったほかの薬に代えることができないか、医師に話してみましょう。

○どのような副作用なら我慢できて、どれには耐えられないのか、お子さんに尋ねます。お子さんが耐えられないと感じる副作用を起こす薬は、代えてもらうようにしましょう。

○お子さんが非常に疲れているように見えたり、寝つくのに苦労しているようだったら、薬を飲む時刻を変えたり、２回に分けて飲むことを医師に相談しましょう。

○お子さんは常に成長し、変化しています。お子さんが成長期で、急に体重が増えたり、思春期の兆しが見られたりしたら、医師と薬の種類や量を変えることについて話し合うのは大切です。明らかな理由がないのに、薬の効果が強まったり弱まったりしますし、また治療しなければならない新しい症状が出現したりします。

○双極性障害の子どもに1種類以上の薬を使う必要があるのはよくあることです。適切な組み合わせと処方量を見つけるまでには、がっかりさせられることや、混乱させられたり、怖くなったりすることもありますし、時間もかかります。勇気を失わないでください。あなたのお子さんに効果のある薬の組み合わせを見つけることは、努力に値することです。お子さんの脳は、ほかのどの子どもの脳とも違っているので、薬の組み合わせも違うかもしれないということを忘れないでください。あなたが心で描いていた〝幸せな時〟とは違うかもしれませんが、これがお子さんが幸せで健康的な生活を送れるかどうかの分かれ目になるかもしれないのです。

○お子さんが4種類の薬を飲んでいるからといって、それは2種類の薬しか飲んでいない子どもの2倍も病気が重いというわけではありません。多くの場合はただ、それがお子さんにとってよい組み合わせだというだけです。よい組み合わせというのは、人それぞれに違うものなのです。

○薬の調整が頻繁であっても、驚いたり警戒したりしないでください。お子さんの身体と脳は成長し、常に変化しています。薬を変更することは、適切な薬の調整に必要なのです。

○薬の変更や増量、新しい薬の追加、効果のない薬を減らして抜いていくことなどに際して、あなた自身がパニックになったり、打ちのめされたりしたら、なぜこの作業をしているのか思い出してください。あなたはお子さんの現状に合わせて、今いちばん役に立つのは何かを探そうとしているのです。究極の最終的な答えを見つけようとしているわけではありません。薬の変更が適切なものでなかったとしても、失敗したわけでも間違った選択をしたわけでもないのです。

○何が起こるかを見るためにすべての薬をしばらく中止してみようという誘惑にかられたときには、ちょっと待ってください。お子さんがほかの病気だったら、症状を軽快させる可能性のある薬を中止しようなどとは考えないでしょう。そればかりか、突然の薬の中止は病気を悪化させ、気分の変化を激しくし、治療をより困難にしてしまいます。

○これはずっと継続していくことです。しかし、お子さんが成長し、変化し、学ぶことで、しだいに自分の気分や行動をより少ない薬でコントロールできるようになるかもしれません。

♥「薬？　それは想像もできない一方で、希望にも満ちています。解決法を見つけたかもしれないという点では大きな慰めでした。それに正直言って、薬は行動矯正のための計画や実施のように何時間もかかったりしません。実際、心理士の診察予約をとり、本を読み、しつけの特別なテクニックを学んできたあとで、ジュリーに薬を飲ませるだけでいいという簡単なことをするのは、心躍ることでした。一

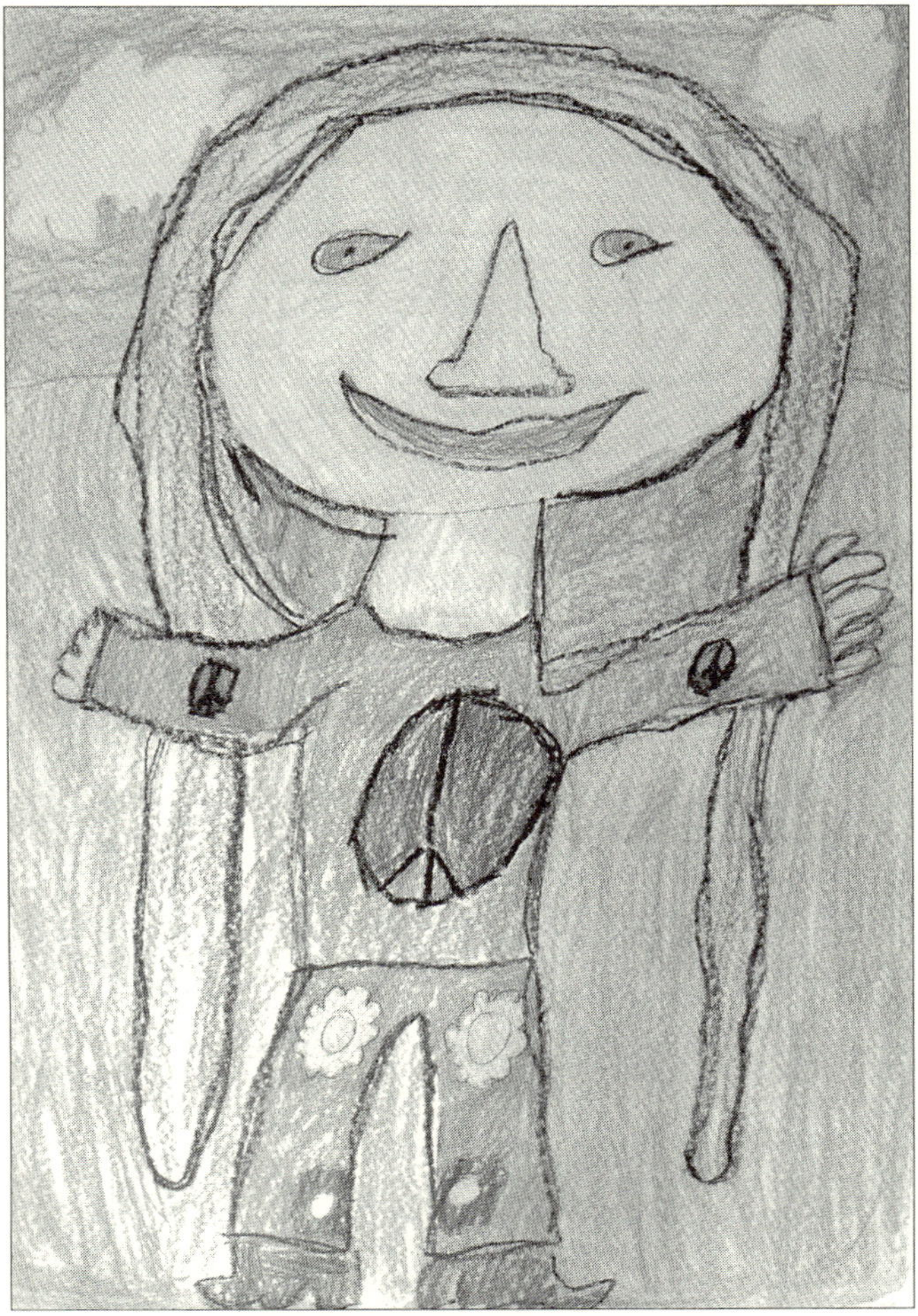

はじめて笑顔を浮かべたジュリーの自画像

方で、罪の意識も強く感じました。私はまだ、ほかの多くの人と同じように、薬や精神病への偏見をもっていました。それはジュリーや私にとって、無期懲役判決のように感じたのです。子どもに薬を与えたのは正しいことなのか。〝薬漬け〟になったり、薬のせいで違った人間になったりしないだろうか、私は母親失格なのではないか、それとも薬は私が必要としていた、将来への新しい希望なのだろうか。これが、私が非公式の〝小児精神薬理学博士〟の学位の勉強を始めた理由です。〝試行錯誤〟が私のミドルネームになりました。メチルフェニデートを始めてまもなくのある日、ジュリーは学校の机で眠り込んでしまいました。私は自分をひどい母親だと思いました。学校のスタッフもそう感じたに違いないと思いました。薬をあきらめようと思っていた矢先に、小さな変化が見え始めました、私が静めることのできる程度のかんしゃく、泣くこともなく過ごせる朝の時間、そして弟へのやさしい態度です。そんなある日、彼女は自分で描いた自画像をもって学校から帰ってきました。それを見て、私はトイレにかけ込みました。そして、トイレで泣いて泣いて泣きまくりました。それはうれしさと安どの涙でした。ジュリーは生まれてはじめて笑顔の自分の絵を描いたのです」

子どもに薬を飲ませていることに対する他人の反応

あなたはお子さんの幸せのために、骨の折れる決断をするでしょう。自分の知識を増やし、十分な情報のもとに選択し、その時々でお子さんにとって最善だと思えることをするでしょう。これは容易なことではありませんが、あなたはそうするでしょう。ここで困難なことが終わればいいのですが、そうはなりません。こういう苦労に加えて、あなたのまわりには、お子さんに毒を飲ませているとか、薬漬けにしようとしているとか、親として怠けているから安易な方法を選ぶのだとか、あるいは儲け主義の製薬会社に洗脳されてしまったのだ、などと言う人がいるでしょう……。それ以外にも何かありましたか。あなたやお子さんが批判されるのを恐れて、薬を飲んでいることを秘密にしなければならないと感じることもあるでしょう。子どもに合う薬を飲ませることに反対のキャンペーンをはっている有名人や、コロンバイン・キラーの殺人者が薬を飲んでいてそのことが彼を精神病にしたというようなニュースや、メチルフェニデートを〝21世紀のベビーシッター〟と呼ぶ電子メールでの冗談などを目にすることがあるでしょう。それと向き合い、対決し、乗り越え、お子さんにとって最善のことをしてあげてください。これはあなたの仕事であり、お子さんへのあなたの責任です……。それは、簡単なことではありませんが。

❤「時の経過と共に、ものごとはずっと楽になっています。でも昔は、ジュリーに薬を飲ませていることで、他人から批判をされているように感じたものでした。おかしなことに、知識や経験のない人からのこのような反応は予測できますが、ときには医師、セラピスト、看護師、薬剤師も、驚きや狼《ろう》狽《ばい》の念を隠そうとはしないものです。私はジュリーを新しい歯医者さんに連れていったり、学校からのいろいろな書類に記入するのが大嫌いです。なぜなら、子どもが飲んでいる薬を書く欄が必ずあるからです。人はこの情報をもとに、安易にあなたやお子さんについての勝手な思い込みをもつのです。ある日小児科医院で、看護師に診てもらったことがあります。土曜日だったからです。彼女は感染したジュリーの足の指に抗生物質を出してくれました。そして、気軽な調子で、何か薬を飲んでいるか尋ねました。私は〝薬のリスト〟をわたし、批判的な視線を向けられるだろうと待っていました。ところが、その看護師は親切な眼差しを向けて、『あなたはすばらしい仕事をしていますね。言われなければまったく気づかなかったでしょう。お子さんもよくやっているようね』と言いました。私は非常に感激して、数日後彼女に手紙を書きました。批判ではなく支えて苦労を認めてくれる、そのような言葉がどれほどうれしかったか、きっと彼女には想像できないでしょう」

「ジョーイが心配を止めるために薬を飲んでいることを気軽に話すとき、相手の表情を見ているのはとてもおかしいです。私は、彼が安心してそのことを話せるのがとてもうれしいので、何と思われようと気にしません。でも、ある婦人が彼に『心配するなんて、無駄なことよ』と言ったときは、ちょっと気持ちが乱れました。彼は薬を飲んでいるわけですから、彼女がアドバイスしたからって心配を止められるはずがないのは明らかなのに！」

（シェリル）

♥「シェリルはある日、コップをとるのに台所の戸だなを開け、そこに処方された薬がいっぱいあるのを見てショックを受けました。彼女は私の子どもたちのこと、治療のことや、私の生活のすべてを知っていますが、それでも、何列にもおよぶ薬の瓶の山を見て、心が乱れたのです」

「美容整形の手術を受けたり、めがねをかけたり、髪を染めたりするくせに、私の子どもが精神科の薬を飲む理由をなかなか理解できない人には、とても頭にきます。人が感じ、行動し、肉体的にも情緒的にもよりよく機能するのを助けるものはすべてよいと、私は思っています」

（フラン）

第4部　双極性障害の子どものいる家族

第９章　あなたの日々の生活の現実

診断を受けたばかりでも、しばらく前に受けたのであっても、あなたは、自分の子育ての経験が一般の子どもの親のものとはとても違っていることに気づいているでしょう。双極性障害の子どもがいることで、その子自身の生活はもちろんのこと、あなたの生活のすべての面で影響を受けます。あなたは薬や医師、学校の先生、友人たちに対処しなければなりません。双極性障害をもつお子さんだけでなく、ほかの子どもたちも育てなければなりません。あなたが双極性障害のお子さんにしてあげなければならないことと、自分自身や家族のほかのメンバーのためにしなければならないこととの間でやりくりしなければならないでしょう。

お子さんには行動上の問題を引き起こす病気があるので、お子さんがうまくやっていてもいなくても、常にその行動について考えるようになるでしょう。お子さんの行動はほんの些細なこと、あるいはまったく何のきっかけもなくコントロール不能の状態になりやすい傾向があり、お子さんがなるべく早く自分のコントロールを取り戻せるように助けてあげなければならないということが、あなたの子育ての経験と責任の重要な部分を占めるでしょう。

前述したように、診断を受け、医療の専門家の支援があるからといって、事態がすぐによくなるわけではありません。しかし、お子さんの問題行動の多くが、脳内の化学的な過程によるものだと考えることができるようになることはよいことです。自分のしていることが間違っているのではないかと心配するのをやめ、ほかの双極性障害の子どもを助けたテクニックを学び始めるのは、とてもよい気分でしょう。できれば、自分にできることが何もないときもあるのだということも知ってほしいと思います。

その反面、友人がサッカーの練習や誕生パーティー、ダンスのレッスンなどに子どもを連れていっているとき、あなたは精神科医やセラピーや薬局や血液検査に子どもを連れていくようになるでしょう。お子さんの双極性障害は、あなたの生活の大きな焦点であり続けるでしょう。診断がついたばかりのときは、よいセラピストを見つけ、お子さんの飲んでいる薬の作用と副作用を常に監視することで、あなたの生活のすべてをとられてしまうように感じるでしょう。このような生活がしばらく続いたあとでも、心のどこかでいつも、お子さんがまた難しいトラブルを起こすのではないかと心配している自分に気づくでしょう。

♥「ジュリーとの生活？　こんなに複雑なことをどうやって話せばいいのかしら。ジュリーは、信じられないほど、すばらしく、激しく、精根を尽きさせるまで、すべてを吸いつくす子どもです。私の母がジュリーのことを〝力〟とたとえたのですが、まさしくそうなのです。彼女はとても小さいのですが

（身長も体重も正常範囲の下から数えて5％に入ります）、彼女の存在の占めるスペースは巨大です。彼女はほんの数分の間に、あなたを笑わせたり、泣かせたり、怒らせたりできるのです。ジュリーは生まれた瞬間から、いろんな点でふつうとは違っていました」

「ケイティといると、休むことができません。同じベビーシッターが2度続けて来てくれることはありませんでしたし、彼女は非常に要求が強いので、友人や家族に彼女をみてもらうのはあまりに法外なことを頼むような感じでした。ご近所の人に2時間ほど頼んだことがあります。戻ってみると、その人はケイティを押さえつけていて、ケイティは泣いていました。私がいない間ずっと泣き続けていたらしいのです。ですから、私は片時も彼女から離れられません」

（キャサリン）

双極性障害の子どもの親の一日

あなたは家庭を切り盛りし、仕事をし、〝典型的〟な子育てをし、自分の時間をもつ以外に、次のようなことをしなければなりません。

○子どもに薬を飲ませる。
○子どもを医師の診察に連れていく。

○薬局に行く。
○子どもに歯磨きや着替えのような簡単なことをさせるのに、とてつもないエネルギーを費やす。
○小学校の教師やカウンセラーと会って、話をする。
○子どもの行動を観察し、悪循環に陥らないように手助けをする。
○子どもの気分の記録をつける。
○子どもの薬の記録をつける。
○子どもがきょうだいといるのを監督する。
○子どもが友だちといるのを監督する。
○子どもを血液検査に連れていく。
○保険会社に治療費の請求をする。
○保険会社と交渉する。
○部屋の掃除やベッドメーキングなど、ふつうの子なら自分でできるような毎日の雑事をする。
○激怒させずに、学ぶチャンスを子どもに与えるために、悪い行動に対してどのように対応するかを決める。
○自分のストレスを解消し、将来への見通しをもち続けるため、自分自身のためのセラピーに行く。
○子どもの状態をチェックするために夜中に起きたり、子どもが起きているときは子どもと一緒にいるようにする。
○子どもの気分を考慮して、自分の予定を練り直す（例　あなたが散髪やデートに出かけようとしているときに激怒していたら、その予定を組み直す）。
○「がんばり表」または点数制のような行動修正の方法を実行する。
○育児書を読む。
○双極性障害について調べる。
○薬の作用と副作用をチェックする。
○子どものこと、あなたの親としての能力、あなたが下した決定、薬の子どもの身体への影響などについて、心配する。
○将来への希望と恐れをもつ。

♥「ときどき『私はシンディーです、双極性障害の子どもがいます。そして歌手でもあります』と自己紹介すべきだと思うことがあります」

あなたの日常生活には山も谷もあり、常に変化していること、そして自分の経験はほかの親御さんのものとは違っていることを受け入れなければなりません。これがあなたにとっての〝ふつう〟なのです。双極性障害という病気と同様に、親としての役割には大変なこともあります。困難で苦痛を伴う感情を味わうことに、あなたはすでに慣れているでしょう。この先、あなたの気分がお子さんの気分をそのまま反映したものとなることもよくあるでしょう。しかし、覚えておいてください。ふつうの子どもの親は、自分の子が何のトラブルも起こさずに下校したり、ひどい結果になるだろうと予測していた学校のプロジェクトをうまくこなしたり、ほかの子どもと遊ぶ約束がうまくいったりしたときにあなたが感じる、強烈で、身がよじれるほどの喜びを経験することは決してないということを。子どもの行動と同じように、私たちの感情にもある程度の双極性が存在するといえるでしょう。

お子さんのすべてを理解したと思っても、また新しい症状が飛び出してきます。それは、トンネルのようなものだと考えてください。トンネルはゆっくりと作られ、それができあがるまでは通ることができないでしょう。子どもの脳の中では常に新しい回路が作られていますが、接続が完成するまでは症状はあらわれないでしょう。その出現の時期をコントロールしたり予測する方法はないのです。ただひとつ、いつも当てはまることは、それが「変化」するということです。

♥「ジュリーは、母親として、また人間としての私の最良の部分と最悪の部分を引き出しました。私は、兵隊を訓練させる隊長のようにタフになることや、聖人のように忍耐強くなること、そして彼女がちっともかわいくないときでも、母として、可能な限り愛情深くあるということを学びました。こんなことは予想していませんでした。もし12年前に、私の人生は子どもと共にこんなふうになるだろうと言われたとしても、私は絶対に信じなかったでしょう。これから先、毎日のように子どもの身体を押さえつけ、6歳の娘に抗精神病薬を飲ませ、サッカー場より病院や検査で過ごす時間のほうが長くなり、子どもの面倒をみる能力があるのか自信がなくなることもたびたびあるだろうと、その当時あなたに言われたら、私はあなたを嘘つき呼ばわりしたでしょう。でも、これが私の生活で、これが私の愛する子どもなのです。家の中に入ることが怖くて家の前に車を止めて、これ以上もう一回たりとも、子どもの激怒や金切り声や人を傷つける言葉に立ち向かえるかどうかわからなくなり車の中にすわっていたことが、いったい何度あるでしょう。それでも、いつも結局はそれを乗り越えることができたのです」

子どもの助けとなるような子育ての方法

逸脱行動は、双極性障害のおもな特徴です。そこで、子どもの行動にどのように対処するかということが、日々（夜ごと）の生活の大きな部分を占めます。あなたはたぶん、小さな書店の本棚を埋めるくらいの子育ての本を読んでいるでしょう。そして、役に立つもの、立たないもの、しばらくの間だけ役に立つもの、最初は役に立たないがしばらくして役に立つもの、などがあることに気づいたでしょう。これから述べるのもまた、子育てのためのアイデアです。ですが、それは、あなたが逸脱行動と悪戦苦闘している双極性障害のお子さんを助けやすくなるように特別に考えられたものです。お子さんのセラピストと話し合って、あなたのお子さんの問題行動を変えるために使うことのできる、これらの方法やほかの子育てのテクニックを、どのように使うかの計画を立てましょう。

すべての悪い考えや行動をいかにして消し去るかをお子さんに教えることがゴールではないということを忘れないでください。それはおそらく不可能でしょう。あなたがしようとしているのは、問題行動が始まりかけているとき、または始まったばかりのときにお子さんがそのことに気づく手助けをして、その考えや行動が悪循環となり、コントロール不能となってお子さんが激怒してしまうのを防ぐことなのです。

コントロール不能な行動の早期のサインを見つけて記録する

お子さんの行動パターンがわかればわかるほど、より早く介入し、行動を修正できる可能性が増えます。早期のサインとは、活動レベルの増加、抑制に欠ける行動、過剰に泣く、欲求不満に対処できない、などです。

「ドーリの気分の変化の記録の最近数カ月の分を読んで気づいたことがあります、読書をしているのに外出しなければならないとか、宿題をしているときに夕飯に呼ばれたりなど、集中力を必要とする活

動からほかの活動へ切りかえるときに、彼女の激しい怒りが始まるようなのです」（アリシア）

問題行動の兆しが見え始めたら、活動をほかの方向に向ける

例えば、入浴や、身体を動かすこと、音楽、映画、絵を描くことなどです。

「モニークがせかせかと歩き回り、早口でしゃべって、コントロールを失う直前に、画材を出してやったり、彼女の好きな音楽をかけたり、好きなビデオを見せたりします。彼女もたいていそれに気がついて、自分のかんしゃくを少しでも止める可能性があれば、自分からそれを始めます」（マリアン）

可能なら、状況をコントロールするための何かしらの発言権を子どもに与える

双極性障害の子どもは、指示されるのが嫌いです。できることなら、お子さんに直接指示するのではなく、2つ（年齢によっては、それ以上）の選択肢を与えましょう。わかりやすい選択肢にしましょう。また、どのようにも答えられる質問や、「今すぐ宿題にとりかかる?」というような「ノー」と答えるのが簡単な質問は避けるべきです。「宿題をする時間よ」といった命令調の言い方もやめましょう。そうではなく、「あと5分で宿題を始めたい？　それともあと10分?」というようなのがいいでしょう。わくわくしたり、競ってやり遂げられるような目標を作ってあげましょう。例えば、「自分の部屋をどのくらいきれいにできると思う?」とか「片づけるものを10個拾おうよ」などというのはどうでしょうか。これは、お子さんが何か重要なことをやり遂げたと感じることを助け、自分がやり遂げられるということを予測したり認識したりできるようにするでしょう。

「リアンは、何かをしろと言われるのに耐えられません。ですから、何かをしてもらう必要があるときには、彼が自分で選択したかのように思わせる方法を考えるようにしています。そのためには、たくさんのことを前もって考えておかなければなりませんが、彼がコントロールを失ったり、避けられたはずの争いが起こるよりはずっとましです」

（マーガレット）

リラクゼーションテクニックを使う

ヨガ、深呼吸、瞑想、リラックスできる音楽を聴くこと、などを試してみましょう。寝つきがよくなることもあります。鯨や雨の音、海の音のＣＤやリラクゼーション、瞑想のテープが好きな子どももいます。

「ときどきアンバーはビデオテープに合わせてヨガをやります。それは彼女の身体と心の両方を静めるのに役立つようです。実際にヨガをやっていないときでも、その言葉や音楽で穏やかになれるようです」

（アリソン）

子どもに運動させる

最近の研究では、運動をすることでお子さんが飲んでいる薬と同じ化学物質が脳内で放出されることがわかっています。毎日たった10分の運動をするだけで、すでに知られている運動の効用に加えて、脳の化学的状態を変えることができるのです。

「今ではマットがかんしゃくを起こす前に、犬を連れて家のまわりを散歩させることにしています。それは犬にとってとてもよいし、彼の部屋もめちゃくちゃにならないで、彼の気分もずっとよくなって帰ってくることが多いのです」（モリー）

よい行動に積極的に目を向ける

子どもをしつけるには非常に長い時間がかかります。そして、よい日も悪い日もあります。たとえ、よい行動の前やあとに悪い行動が起こったとしても、よい行動をできるだけ見つけて褒め、ごほうびをあげましょう。お子さんのよい行動を認めてあげるのは、お子さんにとってよいだけではなく、問題行動をもったお子さんの親にとっても、毎日起こるよいことにいやが応でも目を向けざるを得なくなるという点で、よいことなのです。

「うちの冷蔵庫には、がんばり表や、カルロが何かよいことをしたときに家族みんなにそれを知らせ

る手紙や、彼が私のために描いてくれた絵などが貼られています」　（アントニア）

「一日の終わりに、家族として私たちは一緒にすわり、それぞれが家族のメンバーひとりひとりに対して感謝していることを皆の前で話します。これができるようになるまでに、しばらく時間がかかりましたが、皆がお互いのよさを認識し感謝しようとしているのを知るのはとてもよい気分です」　（クロエ）

お子さんによい行動をする気にさせようと、これまでにすでに多くのごほうびの方法を試してきたかもしれません。しばらくは効果があったものも、まったく役に立たなかったものもあったでしょう。一般的なごほうびの方法を取り入れ、それを双極性

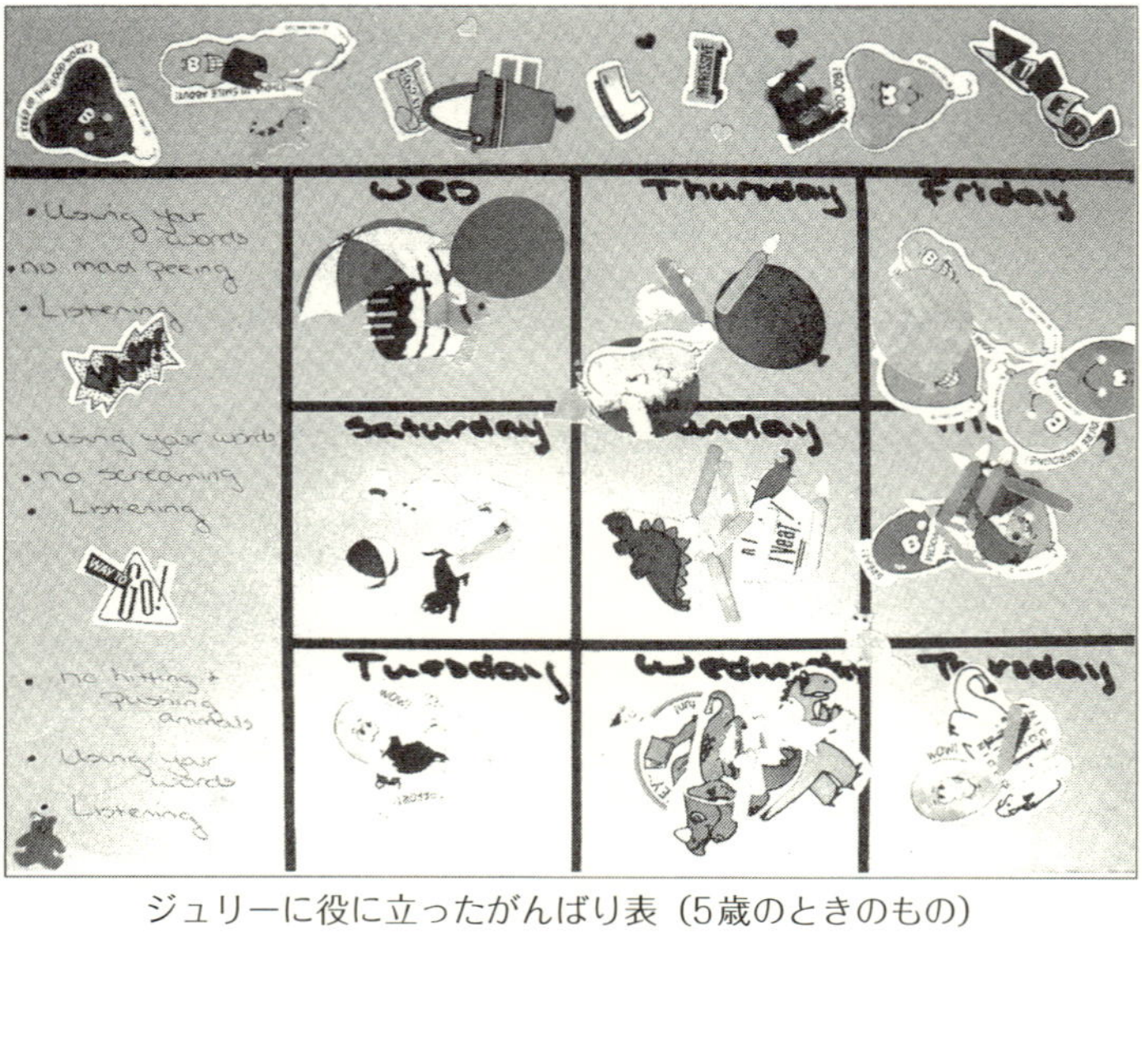

ジュリーに役に立ったがんばり表（5歳のときのもの）

障害の子どもに合うように少し変えれば、お子さんにぴったりの方法が見つかるかもしれません。コツは、お子さんにとって適切な行動を選ぶことです。ふつうの子どもなら、ベッドメイキングをして、部屋を整え、学校にもっていくものをそろえるのをすべてまとめて、その日の〝朝の仕事のひとつ〟と考えることができるかもしれません。双極性障害であるお子さんの朝の

BEHAVIORS
Get up nicely 5
Brush teeth 3
Get dressed nicely 3
Say something nice 5
Do something nice for someone 5
Follow directions the 1st time 5
Do homework 10
Read for 15 minutes 7
Go to bed without a fight 10
MENU
Dessert 10
30 minutes of TV 10
Pick from the treat Jar 15
Have a friend over to play 20
30 min special time w/ Dad 20
Stay up 15 minutes late 30
Trip to DQ 50
Go to a movie 75
New CD 100
Sleepover 100
JULIE
ジュリーに役に立ったがんばり表（9歳のときのもの）

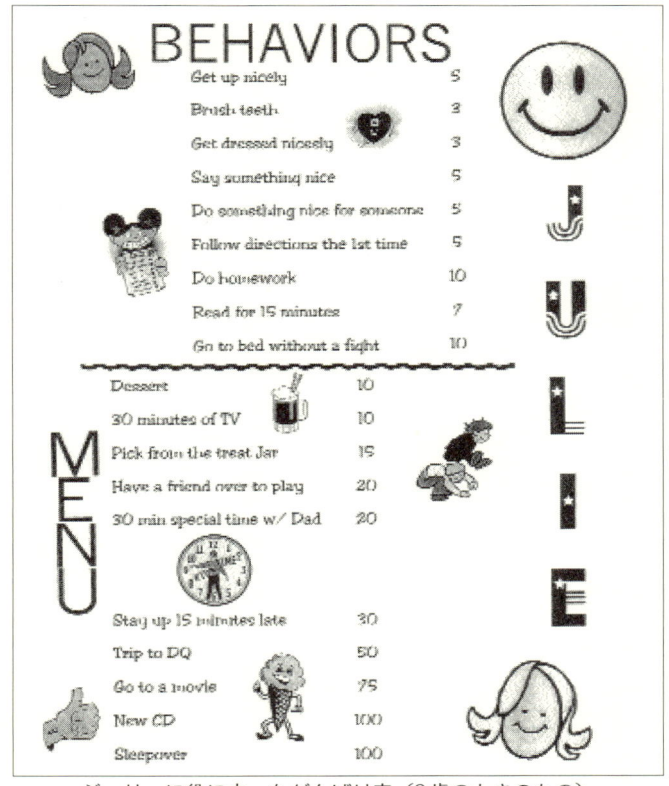

行動としては、「ベッドから出ること」と「服を着ること」をふたつの別の行動ととらえなければならないでしょう。お子さんに期待するのは、よい行動をすることだけではなく、「弟をぶたない」といった〝問題行動をしないこと〟なのです。

目標である行動やごほうびが、お子さんの年齢にふさわしく、またお子さんの興味を引くのに十分な現実的なものであることも重要です。例えば、お子さんが一日中よいことばかりを言えると考えるのは非現実的でしょう。お子さんがよいことを言うたびに星印やシール、得点をあげることから始めたらどうでしょう。お子さんが人と気持ちよく接する能力が向上してから、丸々1時間、朝の間ずっと、あるいは午後の間よいことだけ言うことを期待しましょう。それができるようになれば、一日中だって期待できるでしょう。目標となる行動を変更するときには、ごほうびの調整もお忘れなく。最初は、1日に4個星印をとれたら、お子さんにごほうびのお菓子をあげましょう。少ししたら、お子さんがごほうびをもらえるのはもっと多くの星をとったときにしてもいいでしょう。お子さんがすでにできるようになっている行動をおまけとして必ず目標の中に入れるようにしてください。難しい行動を目標に加えるのは1回につきひとつだけにします。簡単な課題の基本から始め、その上にゆっくりと積み上げていきましょう。

何をごほうびにするかは慎重に考えましょう。ごほうびとして、お子さんを特別な場所に毎日連れていくことができると考えるのは非現実的で、適切ではありません。また、ごほうびとして食べ物のようなものをあげすぎないように。最高のごほうびは、特典を与えたり、注目してあげることで、非現実的な贈り物やお金のかかる活動ではありません。映画に行ったり、ビデオを借りたり、アイスクリームを食べに行ったり、などの値段も高く時間もかかるごほうびは、本当に特別なときにとっておいてください。このようなごほうびは、すぐにはもらえないけれど、到達可能であるゴールにすべきです。与えやすくて、ほとんどの子どもにとって喜べるごほうびの例としては、ベッドメイキングをしなくていい、寝る前にいつもよりひとつ多くお話を読んであげる、15分遅くまで起きていていい、いつもより30分長くテレビを見ていい、シールや小さなオモチャをあげる、夕食のおかずを選べる、などです。

♥「ジュリーのお気に入りのごほうびのひとつは、15分間〝ママのボス〟になることでした」

自分の気持ちや感情に気づき、その強さを測り認識する方法を子どもに教える

感情をあらわす言葉を教えましょう。感情を表現するための方法として、色で表現するというのもあります。幸せは緑、怒りは赤、悲しいのは青、イライラするのは黄色といった具合です。表現するのが難しければ、それぞれの色のパイプクリーナー、ビーズやボタンなどを透明なビンに入れて、そのときの気持ちを示してもらいましょう。そして、感情の強さの程度もつけてもらいましょう。「1から10の点数をつけるとしたら、今の怒りはどのくらい？」と尋ねて、コップの絵をそこに描き、お子さんがそのとき感じている感情の強さをコップに色をぬることで表現させます。あるいは、実際のコップをわたして、その気持ちの強さの分だけ満たすように言ってもいいでしょう。また、もっと幼い子どもには、「青信号」「黄信号」「赤信号」や「温度計」を使って、不安、ばかばかしさ、怒りなどの激しさをあらわしてもらうことができます。いろいろな表情の顔を描き、今の気持ちをあらわしている絵を選ばせてもいいでしょう。自分の気持ちを表現させるために自分の絵を描かせたり、楽しい気持ちや悲しい気持ち、頭にきている、怖い、心配だ、などの気持ちをどのくらいの時間感じているか、円グラフを描いてもらうのもよい方法です。

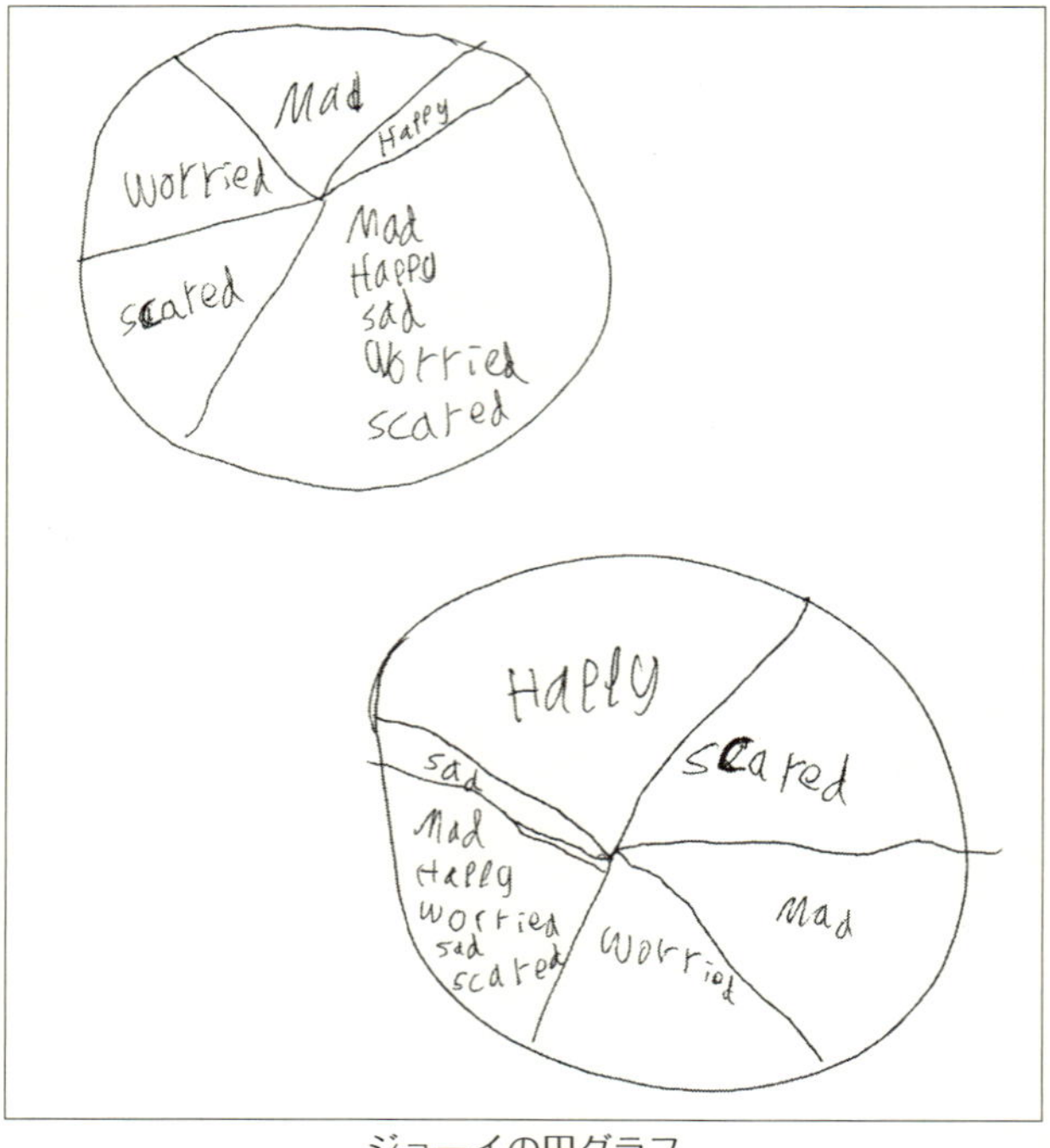

ジョーイの円グラフ

「精神科医はジョーイに、どのくらいいろいろな感情を経験しているかを示すために円グラフを描くように言いました。その結果、『幸せ』と感じることがとても少ないのを知って、私はショックでした。円グラフには、いろいろな感情が混在している広い領域がありました。これらの感情が同時に起こるときに彼がどのように感じているのかを話し合い、この領域もまた『心配な気分』に属する部分だということになりました。ネファゾドン（訳注 日本発売中止）が効き始めて、ジョーイは『幸せの領域』が大きくなり、『心配や不安な領域』が小さくなってきていると言いました。この円グラフは、彼がどのように感じているのかを知るためのよい道具です」（シェリル）

行動がコントロール不能となるときの危険信号を早めに子ども自身も認識できるようにさせること

「とても怒っているように見えるよ」「とてもイライラしているようね。コントロールを失いそうな気分なの？」などと言ってみましょう。自分の行動を認識したり予測したりできるようになるまでに何年もかかるかもしれませんが、たとえ今はまったく無駄のように思えても、お子さんができるようになるまで続けていきましょう。たとえ今はまだ無駄でも、大人になったときにお子さんへのすばらしいプレゼントになるでしょう。

「昨日マデレンは、自分が怒ったような顔になってきているのかどうか、私に尋ねました。怒りが誰の目にも明らかになる前に、自分が怒り始めていると感じているのだと思い、とてもうれしく思いました。『確かにちょっと不機嫌な顔をしているね』と答えました。そして、コントロールできなくなる前に怒りに気がついたことを褒めてやりました。私はとてもうれしかったので、彼女を夕食に連れていくことにして、どこで食事をしたいか選ばせました」

（ミッシェル）

誰かに助けを求める

事態の膠着《こうちゃく》状態から抜け出さなければならないことがあるでしょう。お子さんがただあなたにけんかを売ろうとしているように見えるときや、あなたを怒らせるようなことを次から次へとするようなときには、こうしましょう。誰かの助けを求めるのです。これは、相手がたとえパートナーであっても難しいかもしれませんが、回数を重ねるほど頼みやすくなります。

「いちばん最近、息子のマイケルが自分をコントロールできなくなって妻を殴り続けたとき、私は妻に、『あの子の面倒は自分がみるから、友だちに電話して、一緒に昼食を食べておいで』と言いました。妻は子どもをこんな状態のままでおいてはいけないと最初は確かに抗議しましたが、それでも私にどんなに感謝したか、信じられないほどでした。帰ってきて、息子と私がふたり生きのびただけではなく穏やかになっているのを知って、妻は胸をなでおろしました。私にとってもマイケルに対処できるという大きな自信となり、その後、マイケルと心が通じ合っていると感じられるようになりました」

（ジェイムス）

「レクシーをセラピーや医師の診察に連れていったり、薬局に行ったり、学校の先生に会ったり、ほかの子どもたちをそれぞれの活動に連れていったりすることで、私のスケジュールはいっぱいです。母がその一部を引き受けると言ってくれたときは、とてもありがたく思いました。私が一緒にいる必要がないセラピーのセッションに母がレクシーを車で連れていってくれるとき、私は家に残って、ジェイソンのサッカーの練習やミーガンのソフトボールの試合を見ることができます。母はときにはほかの子どもたちを車でそれぞれの活動に連れていき、それを見物してきてくれます。私はとても解放されます。私を手伝うことで、母もおばあちゃんとしての時間を得ているのです。おかげで、私はほかのひとりひとりの子どもたちとの大切な時間を中断されずに過ごすことができます」

（リーサ）

子どもが対処できない人付き合いの場や状況からは立ち去ることを覚悟する

どのような場に出ていくにしても、その場を去らなければならないかもしれないと事前に覚悟していれば、より穏やかで、状況を把握できているという気持ちでいられるでしょう。立ち去らなければならないことを示すサインをパートナーと決めておきましょう。親の一方がサインを出したら、ただちにさよならを言ってすぐに帰ると、前もって決めておきましょう。お子さんがあまりよい調子ではなく、間もなくその場を去る必要がある、ということを示す別のサインを決めておくのもいいかもしれません。

「ブリタニーがかんしゃくを起こしそうで、その場を去ったほうがいいと私が思っているとき、夫は私の顔を見るだけでそれがわかります。私が独特のやり方で口をつきだすようにするので、すぐにわかるそうです。私がそのような顔をしたときは、もはや議論の余地がないことも、夫は知っているのです」

（ディーナ）

「適切に行動できなかったら、すぐにその場を去りますよ、とロビンに言った最初の頃、彼女はそれを信じませんでした。彼女を公園や映画館から引きずって連れかえったとき、事態はもっと悪くなりました。今では、ロビンは私が本気だということを知っています。自分をうまくコントロールしたほうがいいとロビンに知らせるには、指で5つ数えるだけですみます。この方法がいつもうまくいくわけではありません。でも、5つを越えたら、なぜそこを離れるのか、その理由を説明しやすくなります」

（リリー）

うまくいかないことがあったら、あとでそのことについて子どもと話す

激しい怒りがおさまったら、何が役に立って何が役に立たないかをお子さんと話しましょう。あいまいではなく具体的に考えましょう。「おまえを抱きしめたら、それは助けになるかい？」「愛してるよって言ったらどう？」「ひどく怒っているとき、気持ちを楽にしてあげるには、どうしたらいい？」「怒ったりイライラしているときは、ひとりにしておいてほしい？」「また今度同じような気持ちになったとき、私はどうしたらいい？」

「私は、ソフィーが大変な一日を過ごしたときに、その日彼女がうまくやれたことは何かを伝えるために、また彼女のために私にできることは何かと尋ねるために、手紙を書きました。彼女は、ドアを蹴りながらも『お母さんが大好き』と言っている絵を描いてくれました。その絵は、彼女の気持ちをとてもよくあらわしていました」（ジーン）

説明したり、謝ったり、相手を許したり、人との関係を修復することについて教える

たとえ自分の行動を必ずしもいつもコントロールできなくても、その行動に対する責任があることを、子どもは知っていなければなりません。自分の行動をコントロールできてもできなくても、自分の行動にはいつも結果が伴うものです。お子さんが激しい怒りの最中に何かをこわしたら、それをもとに戻すか弁償する責任がお子さんにはあるのです。もし誰かの気持ちを傷つけたら、謝らなければなりません。感情が非常に高ぶれば、人間関係は間違いなく傷つきます。それを修復する必要があるでしょう。自分がお手本になって教えましょう。お子さんの状況を別のやり方ならもっとうまく対処できたのに、と思うことが何回もあるでしょう。このことをお子さんにも伝え、またもしあなたがかんしゃくを起こしたり、傷つけるようなことを言ったときには、あなたも謝りましょう。

「最近エバンがわざとものをこわしたとき、私は怒りませんでした。ただそれを買いかえるためのお金を翌週分のおこづかいから差し引きました。彼はそれを喜びはしませんでしたが、理解はしました」（ケン）

「コディは友だちとけんかになって、ひどいことを言ったり、部屋から外に蹴って追い出したあと、その友だちに謝ることができませんでした。私は電子メールで謝るように説得しました。私はこの方法を利用して、彼が適切なことを言えるように、またその友だちとけんかになってしまわないようにしています」（アシュレー）

自分を落ち着かせる方法を教える

怒ったとき、悲しいとき、また自分をコントロールできなくなったときにお子さん自身ができることは何かを、お子さんが落ち着いているときに話し合ってみましょう。自分を落ち着かせる方法のリストを作り、いつでも必要なときに見ることができるように身近に置きましょう。

「イサベラは、静かな音楽のＣＤ、肌をこするための特別なブラシ、そして何種類かの香り付きのローションをベッドの脇に置いています。私たちはこれらを『穏やかにするものたち』と呼んでいます。彼女の部屋にはビーンバッグ（訳注　小さなプラスチックの玉をつめた袋状のクッション。形を変えることがで

きる）の椅子があり、これは彼女がリラックスしようとするときにすわる場所なのです」　（スー）

あなたにできることは何もないときがあることを理解し、それが決して失敗ではないと認識する

あなたがここに書いてあるすべての方法を試し、さらには独自の方法も作りあげても、お子さんのエスカレートする行動は、ただその自然の経過をとるよりほか、しかたのないことがあるでしょう。子どもの身体から放出される必要のある巨大なエネルギーがそこにあるかのようです。そんなときにあなたにできるのは、自分のしたことが間違っていたとか、何が悪かったのか学ぼうなどと考えないようにすることだけです。お子さんをひとりにしておくのが最良の方法で、それは私たち自身にもときには必要なことなのです。

「私は昨夜の自分を本当に褒めてやりたいです。クリスティーナはとても怒っていて暴力的だったのですが、疲れきるまでそれは止まらないだろうと、私にはわかっていました。彼女と議論して火に油を注ぐようなことはしませんでした。彼女を落ち着かせようとしたり、理解しようとしたりもしませんでした。事態をよくしようとして彼女と関わったりせずに何もしなかったからこそ、彼女はずっと早く落ち着けたのだと思います」　（トリナ）

第10章　病気が家族全員に与える影響に対処する

家族の中に双極性障害の子どもがいれば，身体的にも，感情の面でも，心の面でも，すべてのものが敵に包囲されてしまったようなものです。親，子，きょうだい，パートナーなどすべての家族関係に影響します。双極性障害は気分障害ですが，子どもの生活のほどんどあらゆる面に影響を与えます。したがって，親の生活もほとんどの面で影響を受け，親の生活そのものになってしまうほどです。生活すべてをのっとろうとするので，バランスをとるのは大変重要ですが，同時にとても難しいことでもあります。この章は，双極性障害のお子さんの面倒をみることと，ほかの家族の面倒をみることの間によいバランスを見つけるのに役に立つでしょう（あなたの責任とあなた自身のケアをすることとのバランスをどうとったらいいかについては，第13章でお話しします）。

ほかの子どもたちやパートナーも私たちを必要としています。そして，もう与えるものがほんの少しも残っていないと感じているときでも，私たちには彼らが必要です。彼らもまた間違いなく劇的に影響を受けていますので，私たちは自分のためにも，また家族のためにも，ふつうの生活をしていると感じられる状態を作る必要があります。双極性障害のお子さんが大丈夫であるように彼らを助けることだけに注意を向けるのでは十分ではありません。家族全体が大丈夫でなければならないのです。学校や友だち付き合いのような外での状況にだけ注意を向けているわけにはいきません。家での生活もうまく機能させていかなければならないのです。

すべての子どもの要求のバランスをとる

ふたり以上の子どもをもつ親は、たとえ子どもに特別な障害がなくても、個々の子どもの要求をかなえるために常に曲芸をしているように感じるものです。ほかの親と同様に、あなたにとって最も重要なのは、お子さんが必要とすることとその個性に基づいて、それぞれのお子さんに対応することです。実際には、双極性障害のお子さんに注目することが多くなるでしょう。ほかのお子さんは、そんなに差し迫った注意を必要としないでしょうから。もしほかのお子さんに、双極性障害のお子さんと同じような注意を払うことができないなら、ほかのお子さんの気持ちや希望は双極性障害のお子さんのそれと同じように大切だということをはっきりと示す方法を見つけなければなりません。双極性障害の子どもの気分を中心に動いている家庭では難しいことかもしれませんが、世界がいつも双極性障害のお子さんを中心に回っているわけではないと知ることは、あなたにとっても、あなたのほかのお子さんにとっても、また当の本人にとっても、健全なことなのです。

双極性障害のお子さんがあなたのパートナーや友だちとの遊びに夢中になっているときに、あなたはほかのお子さんたちとの特別な時間をもつようにしましょう。あなたのほかのお子さんに友だちとの特別な活動をさせてあげましょう。あまり時間をかけなくてもできる、とても有意義なことをする方法を見つけましょう。例えば、好きな食事を作ったり、前からほしがっていた贈り物を買って驚かしたり、そのお子さんをどんなに愛しているか、すばらしいと思っているか、大切に思っているかを、手紙に書いたりしてみましょう。

「カイルは私の注意が妹メラニーに向けられることに我慢できません。私の注意を彼女からそらすためにはどんなことでもします。ときどき、『今はメラニーのことをしてあげているから、あなたの面倒はみられないのよ』と言って、彼がひどいかんしゃくを起こす危険もおかしました。私はどちらの子どもにも、カイルの要求がいつも優先されると思ってほしくありません。実際、彼が激怒していて、私が何をしてもどうにもならないのがわかっているとき、私は自分の注意をメラニーに向けるようにすることがあります。メラニーには、たとえカイルがかんしゃくを起こしているときでも彼女の気持ちも大切なのだと知っていてほしいからです」（リンダ）

ほかのお子さんはあなたと特別な時間を過ごしても、まだあなたの注意が自分に向けられていないと不満をもつことがあるかもしれません。あなたが双極性障害のお子さんのよい行動や悪い行動にだけ注意を払っていたら、ほかのお子さんもあなたの注意を引きたくて悪い行動をし始めるでしょう。重要なのは、双極性障害のお子さんへのあなたの言葉や行動が、当の本人だけでなくほかのお子さんに与える影響を認識することです。ひとつの行動についてのあなたの言葉は、その悪い行動をどの子がしたかに関係なく、すべての子どもにとって重要なのです。あなたがどんな行動は受け入れることができ、どんな行動はそうでないかを指摘したり、悪い行動をしているときでもその子を愛していると伝えたり、またよい行動を褒めたりするのを、子どもはみんな聞いている必要があるのです。双極性障害のお子さんが悪い行動をしたときにあなたが何も注意せずにそのままにし、一方でほかのお子さんが同じような行動をしたときに罰したとしたら、彼らは非常に不公平だと感じるでしょう。

よい行動をとろうとしないことについては、家族の誰であっても言い訳はできません。双極性障害の子どもは自分のすべての感情や行動をコントロールできませんが、誰でもできるだけよい行動をとろうと努力しなければならないと理解するのは、彼らにとって大切なことです。ほかの子どもも自分の行動をコントロールする努力をしなければならないと理解しなければなりません。あなたが個々の子どもの興味に従って違った活動をさせるのと同じように、またそれぞれの子どもに効果のある方法でしつけをするのと同じように、それぞれにとってどんな行動が適切かという期待をその子その子で変えなければならないかもしれません。双極性障害の子どもでは合格点をあげられる行動も、それ以外の子どもでは合格レベルではないかもしれないからです。

それぞれのお子さんにあなたがそれぞれ何を期待しているかということが変わらない限り、それぞれに必要なことが違うのであなたがそれぞれに異なる対応をすること、そして全員を公平に愛していることを説明しましょう。そうすれば、子どもは皆、状況に順応するでしょう。だからといって、病気をもたない子どもが激しい怒りやおどしで要求を通そうとすることがなくなるわけではありませんが、自分の能力を最大限に生かし、相手の能力や性格に応じてさまざまな人々とやりとりし、自分の行動をできる限り最良にコントロールするようになります。これは家族全員にとって大切な生活の技術です。

「ハンナは今日、自分がわざと悪いことをしたと認めました。彼女は双極性障害をもつ弟と同じくらい自分にも注意を向けてほしいと言いました。彼女は、自分も双極性障害になりたいとさえ言ったのです」（リーアン）

双極性障害の症状を理解してそれに対処しようとしているときに、正常で典型的な精神と知能の発達の経過も追っていくのは、なかなか難しいことかもしれません。しかし双極性障害の子どもにとっても健康な子どもにとっても、双極性障害以外の正常な発達の部分について認識することはとても大切です。あなたのほかの子どもに精神の病の症状がないかを探さないようにしましょう。それは確かにあなたが気をつけていなければならないことではありますが、でも、あなたの子育てのすべてが、精神の病気やその症状を観察することだけに振り回されるべきではありません。

ふたり以上の子どもがいる親にとってのもうひとつの心配は、ほかの子どもの精神的な健康だけでなく肉体的な健康をどのように守るかということです。残念ながら、これには根拠があるのです。双極性障害の子どもは、両親や自分だけでなくきょうだいをも傷つける可能性がありいす。双極性障害のお子さんがきょうだいに暴力をふるわないことを確かめるまでは、大人のいないときにとても小さな子とふたりだけで残さないようにしなければなりません。双極性障害のお子さんをきょうだいのいるところで激しく怒らせたくないでしょう。双極性障害のお子さんが怒りをコントロールするのは、ときにはとても難しいので、ほかの子どもを守るために彼らをその場から引き離さなければならないこともあります。

❤「ある夜、私はジュリーとサムと家にいました。ジュリーは激しく怒り始めました。彼女は叫び、ものを投げ、叩き、私を憎んでいると言いました。その居間の向こうには、4歳の息子がいて、怖がって混乱した表情を浮かべていました。そのとき、彼がジュリーと同じくらいに私を必要としているのがわかりました。私はそのとき、どちらの子を守ってやるか、選択しなければならないことに気がつきました。いったいどうしたらこのような選択ができるのでしょうか。私はとうとうホッケーをするためにサムを家の外の道に連れ出しました。私はサムから離れて立っていたので、サムは、ジュリーが家で金切り声をあげるのを私が聞きながら泣いているのを見なくてすみました。そのときはじめて、自分の子どもを自分のほかの子どもから守るのも私の役目の一部だと気がついたのです」

特別な支援が必要な子どもが複数いる場合

特別な支援が必要な子どもが複数いるときは、それぞれの子どもにとって必要なことのバランスをとるのはさらに難しくなります。生物学的な原因があり、遺伝が関係した精神発達の障害をもつお子さんがすでにいるのなら、同じような困難をかかえるお子さんをひとり以上もつ可能性は高くなります。特別な支援が必要なお子さんをふたりもつのは、まるで五つ子がいるようなものかもしれません。でもあなたへのアドバイスに変わりはありません。ただ、あなたはひとりではないこと、やらなければならないことはふつうよりさらに複雑だということ、そして、しなければならないことをしなければならないのだということを知っておいてください。

♥「再び妊娠するまで本当に長い間待って、私は静かで、かわいく、優しい赤ん坊のサムを授かり、とても興奮しました。彼はほとんどむずかることはなく、何時間も車のシートに静かにすわっていられました。ジュリーがかんしゃくを起こしているときにもまったく気にしていないようでした。私は〝ふつう〟であると思える子どもをもてたことを神に感謝しました。サムがもうすぐ3歳になるとき、幼稚園の先生が、サムには感覚統合に問題があるようだと言いました。彼は友だちと遊ばないし、社会性ができておらず、想像力を使ったごっこ遊びもしないと言うのです。ひとつの特定の行動に極端に熱中し、いつも決まりきった方法でそれをやりました。ものごとがいつも同じであることが好きで、何をするにも彼独特の儀式のようなやり方でやるようになりました。同じビデオを何度も何度も繰り返して見ましたし、数にとても興味をもっていました。私の友人は、サムが信じられないほど静かだと言うようになりました。彼らはサムと遊ぼう、話をしようと一生懸命やってくれましたが、彼は誰にも反応しませんでした。自分の好きなテレビ番組のすべてのセリフを言ったり演じたりすることができたので、話すことができるのはわかっていました。私は、彼にはあまり社交性がなく、また私たちの非常に激しい家庭生活に対処するためにとても強い防衛機制の方法を作りあげているのかもしれないと思っていました。

3歳のときには、アルファベットをすべて言うことができましたし、1から80まで多いほうから順に数えることもできました。頭がいいことはわかっていましたが、だんだんいわゆる〝ふつう〟ではないという気がしてきました。社会的な発達や、また言葉の発達は明らかに遅れていました。私には、ふつうの子どもがどのように成長し行動するかについての手がかりがありませんでした。サムはジュリーほどには早熟でないことはわかっていました。ジュリーは極端に早熟だったのです。サムが難しい子ではなかったことが私にはとても幸せで、あまり話をせず、他人と関わりをもとうとしないことなど、たいして重要とは思えなかったのです。

幼稚園の先生に言われて、数週間思い悩んだあとで、新たな一連の問題をほじくり出してしまうのではないかと不安で、私はジュリーを診てくれた心理士のところにサムを連れていきました。彼女は専門家を紹介してくれ、すぐに診断がつきました。自閉症圏内の病気であるアスペルガー症候群でした。突然私は、この気持ちをくじけさせる診断を受け入れ、今まで聞いたこともなかったこの病気について学び、治療をしてくれる適切な専門家を見つけ、このような特別な子を育てるための技術を学び、まわりの皆の反応に耐えるという、スタート地点に逆戻りしてしまいました。サムに言葉や他人とのやりとりの方法を教えるために、厳しい日課を実行しなければなりませんでした。小さな子どもに精神科の薬を与えなければなりませんでした。私が抱いていた子どもの未来への夢を変えなければなりませんでした。常にそれぞれの子どもが短期的に必要とすることと長期的に必要とすることをはかりにかけて、どちらが大切か決めなければなりませんでした。人生を大きく変えてしまうような重大な決定を毎日しているように感じました。私にはこのようなことが自分に2度も起こるとは信じられませんでした。それはきっと、自分のせいに違いないと思い始めました。私は、ひどい親に違いない、とか、どうしてこんなひどいことが2度も起こるのかしらと思いました。

自分の新しい日課に慣れるには、少し時間がかかりました。私にとって〝簡単なほうの子ども〟が突然、ジュリーと同じくらい私を必要としていたのです。ジュリーが嫉妬しないように、彼のための行動療法のプログラムを、なるべく彼女が学校に行っている間に行おうとしました。私がどれだけ一生懸命がんばっても、どちらかの子に必要な十分な注意や援助を与えられずに終わってしまうように思えることがときどきありました。認めたくありませんでしたが、私にも助けが必要だったのです。自分のセラピストのところへ前より頻繁に通いました。子どもたちにとってよりよい学校があり、よりよい機会の得られる地域に引っ越しました。双極性障害の子どもをもつ親たちのサポートグループに参加しました。アスペルガー症候群の子どもをもつ親のための支援グループを作りました。夫は避妊手術をし（子どもはふたりで十分！）、私もそれをなんとか乗り越えました。避妊手術という方法は必ずしも必要なわけではありませんが、私が直面したその状況では私にできる最良の方法だったのです」

親戚への対応

あなたの親戚があなたや家族、双極性障害のお子さんに、無条件の愛と支えを与えてくれると思いたいでしょう。そのような親戚もいるでしょうし、一方で、そうではない親戚もいるものです。親戚の態度というのは、あなたを決めつけたり疑ったりする友人や隣人、学校の先生や医師の態度よりももっと、受けとめるのが難しいでしょう。結局のところ、彼らはあなたをよく知っています。だから、たとえ双極性障害の診断について知らなくても、あなたがよい親になろうとどれほど努力しているか知っているべきだし、あなたのお子さんは育てるのが難しいのだと理解するべきなのです。もし彼らが診断がついたことを知っているのなら、そのことを進んで受け入れ、その病気について、またそれが子どもに与える影響について、学ぼうとするべきです。ですが、なかには、親戚のためであっても、こんなふうにできない人がいるのです。

♥「私たちは昨年、休日にいとこの家で開かれたパーティーに出かけました。親戚が40人ほどいました。そのほとんどが年に2回程度しか会わない親戚でした。ジュリーは神経過敏の状態で、すべてのことに気持ちが傷つき、何もかもが自分の思うようにいかないと感じていました。とても些細なこと、例えば彼女のやりたい遊びをほかの子どもがしたがらないというようなことで気分を害し、家に帰りたがりました。私が気づく前に、彼女はいなくなっていました。しばらくこっそりと探していましたが、15分ほどたって、私は本当にパニックになり始めました。その後すぐに、全員で彼女を探しました。家の内、外、それから近所まで探し始めました。数時間たったように思えましたが、実際には30分ほどだったのでしょう。彼女は居間のソファーのかげにいたのです。その間ずっと、隠れてすべてを聞いていたのです。私たち全員が自分を探していたのも、私がパニックになったのも知っていました。もし、誰かに見つけられなかったら、いつまでそこにいるつもりだったのでしょうか。私はとても恥ずかしい思いをしました。誰もジュリーのかかえている問題については知らなかったのですが、間違いなく、その後その話題が出ただろうと思います。私は家に帰る途中でとても落ち込みました。皆と自分を引き離すようなできごとなしには、親戚のパーティーにも出られないということなのです」

「いとこと私が3カ月違いで女の子を産んだとき、私たちは有頂天になりました。生まれついての親友になってくれるだろうと期待しました。子どもたちが成長して一緒に遊び始めたとき、問題が起き始めました。ジェシカはいつもモニカに文句を言っていました。いとこと私は子どもの育て方やしつけについて、いろいろ話しました。しかし、モニカには何も役に立ちませんでした。それでもいとこはジェシカをつれて遊びにきました。私たちが診断を受け、双極性障害の治療を始めると、モニカはずっとよくなりました。いろんなことが今度こそ本当によくなるかもしれないと思ったときに、診断について最初に打ち明けたのがこのいとこでした。問題の原因がわかったことを喜んでくれるだろうと思いました。しかし、『娘をそのような深刻な問題にさらしたくない』と言われて、私はひどいショックを受けました。彼女は病気がうつるとでも思ったのでしょうか。診断を受けたことで何が変わったのでしょうか。私は非常に傷つきました。ほかのいろいろなことに加えてのさらなる傷で、今この関係をなんとかしようというエネルギーがありません。損をするのは私のいとこです。世の中には人と違っている人もいるのだと知り、それを受け入れることを学べるお手本となる人が、ジェシカの身近にいればいいと思います」

（ポーラ）

「親戚の子どもたちが問題を起こすと、私はひそかな喜びを感じます。アーロンが問題を起こすと、親戚の人たちにいつも非難されるので」

（クリステン）

もし扱いにくい人が親戚でなければ、将来、その人を避ければすむことです。しかし、親戚だと、そうはいかないでしょう。そのときは難しい選択をしなければなりません。もしひとりの親戚ともう会わないとしたら、家族にどんな影響があるでしょうか。そのことによって、残りのほかの親戚との関係にどう影響するでしょうか。

結局、個々の状況をはかりにかけることになります。親戚のうちの誰かはあなたのお子さんのまわりにいるべきではないということが明らかになるかもしれません。そうなったら、どんな犠牲を払ってもそうしなければなりません。また別の場合には、気難しい親戚の子どもだけでなく、ほかにもおおぜいの子どもが必ず一緒にいるように計画するなど、気難しい親戚とどのように会うか、最善の方法を注意深く計画するだけですむでしょう。

「走り回ったり、遊んだり、子どものできることがたくさんあるときにだけ、親族の集まりに出かけます。メイソンはきちんとした場所ですわっていなければならない場面ではうまくやれません。最初、メイソンのせいでそういう場に行けないのを悲しく思うのがいやで、とにかく出かけていって、自分たちでできる限りのことをしました。でも結局、そういう場にトラブルを我慢して出かけるほどの価値はないという結論に達しました。もし親戚が協力してくれて、メイソンがほかの子どものようにおりこうにしていなくても大丈夫と思えるようにしてくれていれば、私も耐えられたでしょう。でも、彼に対処し、そのうえで四六時中皆ににらみつけられていては、楽しいことなんてありませんでした。そういうときは出かける価値などないのです」　（ブレア）

残念なことに、私たちと親しくて理解のある親戚でも、いつも、私たちが望むように協力的でおおらかでいられるわけではありません。ご存知のように、双極性障害は対応するのがとても難しい病気です。私たちが対応するのが難しいときには、親戚だって同じなのです。なぜなら、親戚も私たちの家族への希望や夢をもっているのですから。

「私の母はいつも、私とコートニーとの日々の戦いを手助けしてくれます。しかし、双極性障害の診断を受けたとき、彼女は自分の殻に引きこもってしまったように見えました。私は本当に傷つきました。母が孫をあるがままに受け入れることに苦しんでいるとは思わず、母が私たちの前からいなくなってしまった理由が思いつかなかったのです。数カ月後、私は母にどうしているか尋ねました。母は、私がどんなに大変な日々を過ごしているか心配して、信じられないほどつらい時間を過ごしていた、と言いました。彼女は私が経験することを見ていることができなかったのです。自分がこれほど落ち込んでいるときに私のそばにいれば、事態がもっと悪くなってしまうと思っていたようです。話し合って、お互いの気持ちを共有したら、事態はずっとよくなりました」

（ベロニカ）

「私の親戚には、性的虐待、アルコール乱用、自殺、頻回の離婚、10代での妊娠、ギャンブル狂、学校からの落ちこぼれや、そのほかの一般的に〝悪い〟人生の選択をした人がたくさんいます。問題のない人の多くも実は未治療の精神病をもっているかもしれません。彼らは自分の生活についてあまりにも明け透けに話し、私の娘にとってはあまりにも悪い見本なので、彼らとは付き合わないという難しい決定をしたところです。こういうことがなくても、私たちの生活はすでに十分にきついのですから。いつかリリーが私のこの決定をわかってくれたらいいと思います。私は今、彼女にとって最もよいと思うことをしなければならないのです」（マギー）

家族の社交生活

どれほどあなたが望もうと、あなたや家族は自分たちだけでは生きていけません。たとえ双極性障害のお子さんが友だち付き合いをするのが難しくても、ほかの家族は友人をもち、友人と時間を過ごしていいのです。双極性障害の子どもをもっていると、誰があなたの本当の友だちかがわかるでしょう。親戚と同じように、難しい状況に対応できない人もいます。無条件に協力的であるためにどうしたらいいかを知らない人もいます。これは、双極性障害の子どものケアとあなた自身のケア、それに残りの家族のケアのバランスをとるためにあなたが行わなければならない難しい選択のもうひとつの例です。あなたはそれぞれの人と付き合うことの利点と欠点を常にはかりにかけなければなりません。

「私たちには人と付き合う機会はほとんどなく、友だちもほとんどいません。子どもがいない友だちは忍耐力がまったくなく、デイビッドが一緒にいるのをいやがります。子どもがいる友だちは、自分の子どもとデイビッドが一緒にいるのをいやがります。ときどきデイビッドが双極性障害ではなくてハンセン氏病だったらよかったのにと思うことさえあります」

（ディアナ）

「双極性障害の支援グループを通じて出会った家族とよい友だちになりました。私たちは皆、同じ問題をかかえ、子どもたちも同じような活動をしたがります。皆、そこにいる子どもたち全員をしつけ、愛し、応援します。このような友人がいるのはすばらしいことです」

（ケンダル）

♥「前に住んでいたところは、外から見ると、そこで暮らして子どもを育てるのにすばらしい環境のようでした。それは、郊外の、上流中産階級の人たちが住む袋小路の奥にある夢の家で、近くの家にはたくさんの子どもが住んでいました。最初の年はすべてがすばらしい経験でした。私たちは近所の人とパーティーをしたり、子ども同士が遊んだり、母親だけで夜外出したりしました。この頃までは、ジュリーは学校や家の外ではまだきちんとしていられました。私はすぐ隣に住んでいる女性と仲良くなり、彼女を信頼して、自分の私生活について話すようになりました。彼女はジュリーが難しい子で、私が彼女を育てるのに手を焼いていることを知っていました。ジュリーが心理士に診てもらっていることも話しました。

その後の数カ月で、私は事態が変化しているのを感じました。その女性と娘たちが私たちと夕食を共にした晩、ジュリーとその女性の5歳と3歳の娘はトイレの床におしっこをしました。私は皆が帰ったあとで、そのことをジュリーに尋ねました。ジュリーはその小さな女の子がおしっこをもらしてしまったので、その子がいやな気持ちにならないように自分もおしっこをしたのだと言いました。私はそれがへんだということも、またジュリーには衝動をコントロールするのが難しいということもわかっていました。でも、たいした問題ではないと思ったのです。翌日、その女性がやって来て、彼女と夫はとても気分を害していて、娘をもうジュリーとは遊ばせないと言いました。

後日、私がその女性と話したとき、彼女は『ジュリーは〝悪の種〟だと思った』と言いました。彼女は、『ジュリーを心理士に連れていくより、あなたがもっとジュリーと一緒に何かする時間をもてば、ジュリーはもっとよい子になるんじゃない』と言いました。自分はジュリーが嫌いで、自分の娘とジュリーが離れていられるようにしてほしいとも言いました。

あっという間に、ジュリーは近所の鼻つまみ者でした。何が起こっても、それはいつも彼女のせいでした。ジュリーが〝悪い子〟だというニュースはすぐに広まりました。彼女は近所の家に入れてもらえなくなり、私たちはとても孤立するようになりました。私はほかの親が彼女をどのように扱うかが心配で、彼女をひとりで外で遊ばせてやることができませんでした。彼女の行動も悪化し始めました。かんしゃくの回数は増え、何度も家の正面の自分の部屋の窓の前に立って叫んだり、窓を叩いたりしました。はじめは、子どもたちが自由に行ったり来たりして遊べるように、隣家の庭と私たちの庭の間にはフェンスはありませんでした。ある日、外を見ると、フェンスが作られていました。また別のときに、私たちが家に帰ってくると、隣家で小さな女の子の誕生パーティーが開かれていました。近所の子どもで招待されなかったのはうちの子どもたちだけでした。道化師も雇われ、多くの人が集まっていました。なぜそのパーティーに行けないのかを子どもたちに説明するのは、とてもつらいことでした。

このようなできごとが何回かあって、私はこの環境で子どもたちを育てることはできないと気づきました。その家に住んでまだ3年もたっていませんでした。経済的に大きな負担だということもわかっていましたが、そこを出なければなりませんでした。子どもたちが子どもらしく生活でき、またジュリーが新しいスタートをきれる場所に住む必要があったのです。数日後、『売家』の看板が出され、3週後、私たちはその家を売りました。

家が売りに出されたあと、近所の人たちの中にこれまでのことを謝りにきた人もいました。なぜこのようなことが起きるのを傍観し、容認できる人がいるのか、私はいつになっても理解できないでしょう。なぜ正しいことのために誰も立ち上がってくれなかったのでしょうか。皆、私たちのことも私がどんな人間かも知っていたと思います。私は彼らが正しい態度をとってくれるだろうと信じていました。でもそうではありませんでした。彼らは大勢につくという安易な選択をしました。私がもし同じような状況に遭遇したら、彼らより気持ちを強くもって、よりよい選択ができたらいいと思います。

幸せなことに、新しい家はとてもすばらしい家でした。私たちは前と比べて格段に幸せで、子どもたちも皆から好かれ、まわりから受け入れてもらえました。私は自分が非常に注意深くなっているのがわかります。再び人を信用するのには長い時間がかかりました。引っ越したばかりのときには、まわりと関わろうとせず、よそよそしい態度をとっていたと言われます。でも今、私たちは再び地域のコミュニティーの一員であると感じています」

「私には、近所の人がどのように考えているか想像すらできません。キャリーがときどきとても大きな声で叫び、その声が彼らに聞こえているのはわかっています。あるとき、彼女の気持ちを静めるために自分の部屋に行かせて、前庭で仕事をしていると、彼女は家の正面にある自分の寝室の窓を叩き、叫び始めました。彼女は、私をどれほど憎んでいるか、どなっていました。本当に〝狂っている〟ように見えました。その部屋は通りに面していたので、近所の人はその後、私たちと距離をおくようになりました」（ナンシー）

「私たちの友人は、私たちを招待したり、うちの子どもたちと一緒に食事に出かけたりしなくなりました。私がたびたび誘いを断ったり、コナーが自制心を失ったときに途中で早く帰ったりしたので、もう誰も私たちにかまわなくなってしまいました。私は彼らを非難できません。私はときどき、多くの友だちが一度に集まれるパーティーを家で開くようにしています。こうすれば、もし私の家族にトラブルがあっても、そこには話のできる人がいますし、ほかの子どもたちがいますし、ほかに話すこともあるからです。コナーもこのほうが落ち着いていられるので、よりよい行動をとってくれます」（アイリーン）

家族としてできる活動

双極性障害の子どもがいることによって、家族が一緒にできる活動を見つける面でも影響を受けます。あなたの友人は、静かにしなければならなかったり、行儀よくしなければならなかったり、規則を守らなければならないような場所には自分の小さな子どもを連れていかないようにしていても、ときどきはそれを試みることができます。彼らの子どもはちょっと悪い行動をしたり、そこにいる間ずっとぎりぎりのところにいるかもしれませんが、やってみることができるのです。そういう子どもは大きくなるにつれて、よいレストランに行けるようになるし、子ども用に特別に企画されたのではないショーやそのほかの催し物にも出席できるようになります。双極性障害の子どもは、年齢がいくつであっても、静かで特定の行動が期待されるような状況はとても苦手です。その結果、あなたの家族の環境は、双極性障害のお子さんを中心に回る結果になるでしょう。

あなたとあなたのパートナーは、それが双極性障害のお子さん向きではないという理由で、手分けして交代で、ほかの子どもや友人たちとの活動に参加するようになるかもしれません。これはあなたたちの状況に対処する自然な方法で、悪いことではありません。実際に、ほかの子どもたちが行きたい場所や、行く必要があるところに行くためのよい方法です。ただみんなが別々のことをしていたら、家族の結束は強くなりません。

家族の結束をあきらめてしまわずに、現実に合っている活動を努めて選んでください。家族が一緒にできることはたくさんあります。双極性障害のお子さんにとっておもしろいことならたいてい、ほかのお子さんにとってもおもしろいでしょう。なかには、あなたの頭が痛くなって、そこから立ち去るはめになるものもあるかもしれませんが、家族全員で何かポジティブなことをするのは価値のあることです。

次のような状況を探しましょう。

○子どもが長時間静かにしている必要がないこと。
○対人関係のスキルがあまり必要とされないこと。
○子どもがエネルギーを発散するチャンスがあること。
○子どもの関心を引き、注意を向け続けることができる、外からの刺激がたくさんある場所。
○ひとつのものから別のものへ注意を移せる機会があること。

これらは、双極性障害の子どもとの経験が少ない人にとっては、不思議に思えるでしょう。このような状況は子どもを興奮させすぎてしまうように思われるかもしれません。しかし実際には、外的な興奮があると、双極性障害の子どもの行動が改善する傾向があります。彼らは、ドラマや自由、そしてこれらの状況が提供する変化が好きなのです。

このような条件を満たす外出としては、次のようなものが含まれます。
○さわって試せる活動を多く提供する子ども用の博物館。
○〝チャッキーチーズ〟（訳注　アメリカで人気のレストラン）のような遊べるレストラン。
○ゲームセンター（負けるのが嫌いな子どもには、あまりよい選択ではないかもしれない）。
○遊園地――回転する乗り物は、双極性障害の子どもの気分を静める。
○子どものための劇場。
○子ども映画――年相応のもので、子どもが見たいと強く望んでいる場合のみうまくいく。あなた以外の別の大人も一緒のほうがよい。もし、双極性障害の子どもがそこをしばらく出る必要があるときにも、ほかの人が残りの子どもと一緒にいることができるから。
○プール、湖、海。
○公園の遊び場――混んでいないところを探す。子どもが用具を使って遊んでいる間多くの人とやりとりしなければならなければ、子どもの対人能力に負担がかかる。
○料理――もし双極性障害の子どもが最初から最後まで集中力を持続させるのが難しければ、子どもがそれぞれ違った部分を分担すればいい。皆でできあがりに貢献し、それを皆で楽しめ、同じ部屋で同じ活動に関われる。

「子どもたちと私は休日のためにお菓子を焼いてとても楽しい時間を過ごしました。子どもたちは皆、家族と一緒に作ったものを分け合うことに興奮していました。彼らは大きな達成感を感じただけでなく、誰もかんしゃくを起こしたり、けんかをすることなく、台所で数時間を一緒に過ごしたのです。確かに、チョコレートやケーキのアイシングをたびたびなめたことが彼らの興味を持続させたのは事実ですが、以前にこんなに長く一緒に楽しいときを過ごしたのがいつだったか、思い出せません。これは私たちのよい思い出になるでしょう」

（マージョリー）

○ピクニック
○ローラースケートまたはアイススケート
○家族一緒のサイクリングまたはハイキング

適切だと思われる活動を選んでも、どれほどよく計画を練っても、計画どおりにいかないこともあります。双極性障害のお子さんの親にとっては、予定どおりにいかないことのほうが多いでしょう。もし状況が悪くなり始めたら、その活動をやめさせて外へ連れ出すことを考えましょう。車やトイレ、あるいはその場から離れたところへ連れていきましょう。ほかの人が楽しんでいることを自分はさせてもらえないと気づけば、お子さんはよいふるまいをしようとするかもしれません。そうできない場合でも、家族は少しでも長く楽しいときをもてるでしょうし、またその場から間もなく去らなければならないという警告にもなるでしょう。これはほかにお子さんがいて、双極性障害のお子さんがトラブルを起こし始めたとたんに、自分のしているおもしろいことをいつもやめなければならないようなことを恨みに思ってしまう可能性のある場合、とくに大切なことです。

♥「楽しくて特別なことをしようとどんなに一生懸命努力しても、うまくいかないことがあります。残念なことに、多くの場合、それを予測することはできません。ジュリーは私が子どもの頃よく行ったコースのハイキングに行くことにとても興奮していました。私はそれも彼女にとってはとてもよい経験になると思いましたが、彼女は何もかもがだめと感じるいつものムードにはまり込んでしまいました。靴は合わず、水はおいしくありませんでした。空腹でしたし、私たちがもっていった食べ物は気に入りませんでした。彼女は疲れ、足が痛みました……。結局、半分の道のりを彼女をおんぶするはめになりました。私にはとてもいい運動になりましたが、その後2日間はほとんど歩けませんでした」

家族計画

ほかにもお子さんがいて、もうこれ以上子どもを望まない、あるいは双極性障害のお子さんのほかには子どもをもたないと思っている場合、次のお子さんを産むかについて悩む必要はありません。しかし、まだほかに子どもがほしいと思っている場合、あなたのお子さんが双極性障害だとわかったときに家族計画は大きな問題となることがあります。「一度あることは二度あり」得ます。そうでなくても、双極性障害のお子さんをひとりもつことは、たくさんの子どもをもっているようなものです。脳の障害をもっていようがいまいが、もうひとり子どもをもって面倒をみる時間とエネルギーがありますか。

このようなことで悩むのは、あなただけではありません。双極性障害の親の多くは、もうひとり子どもをもったら家族生活や子育てはどのようなものになるかと思いをめぐらせています。新たな子どもをもてば、すでにいる子どもに悪影響をおよぼすのではないかと思い悩んでいる親もいます。また、双極性障害の子のいる家庭環境に生まれつくことは、その子どもにとってよくないのではないかと思う親もいます。家族計画を考えるときに頭に浮かんでくる思いの中に、自分でそうと認めるのがとても難しいものもあります。双極性障害の子どもが生まれてこなかったほうがよかったと思ったことがあるなどと、誰が認めたがるでしょうか。生まれてくる子どもに影響を与える可能性のある病気の家族歴をもつパートナーを非難したいと、本気で思う人は誰もいません。また、双極性障害の子どもの面倒をみることが家族に大きな影響を与えていることを恨みに思いたい人など誰もいません。

このような考えはすべて正常なものです。正しいとか正しくないとかではありません。このようなことを考えてしまうからといって、罪悪感をもつのはやめましょう。代わりに、自分が本当はどう感じているかを探ってみましょう。自分の心配を言葉にして、パートナーとそれを共有すれば、一緒に満足のいく決定を下せます。

いろいろな選択肢を考えるとき、ひとりぼっちではないことを思い出してください。脳の障害だと診断されていないけれど扱いが難しい子どもの両親、先天的に身体に欠陥のある子どもの両親、ほかの遺伝病をもった子どもの両親も同じ道をたどるのです。正常な子どもの親だって、子どもをもつということについて抱いていた考えが実際と大きく違っていることがわかれば、子どもを何人もつかについての考えを変えるでしょう。そう考えると、計画どおりにことが運ぶ家族はごく少数なのです。

❤「ジュリーはとても扱いの難しい赤ん坊であり幼児だったので、もうひとり子どもをもつということを想像し始めることすらできませんでした。私の友人たちにはふたり以上の子どもがいました。友人たちがふたり以上の子どもの要求に対処していくようになるのを、私は見ていました。私は、自分の面倒も夫の世話すらほとんどできないような状態でしたから、ほかの子どもなど論外でした。とても大変な負担に加えて、ジュリーのような赤ん坊がもうひとり増えるかもしれないということに恐れおののきましたし、そうなったら、どうやって育てられるかわかりませんでした。ジュリーが特別な学校に入り、少し落ち着くまで、ふたり目の子どもをもつのを遅らせました。その後、ふたりの子どもの年齢差が大きくなりすぎないように、子どもをもつことを決めました。ジュリーの状態にしたがってふたり目の子どもの妊娠を計画したのは奇妙な話ですが、正直なところ、すべてのことがジュリーを中心に計画されたのです」

「子どもたちを産んだことが、私にとって、あるいは娘たちにとって正しいことだったのか、何度も自問したことがあります。子どもたちは本当にかわいいです。でも、いちばん上の息子ひとりですでに３人の子どもをもっているようなものです。幸いにも、娘たちはまだ幼く、どれくらい多くの注意が自分たちの兄に向けられているかに気づいていません。娘たちが大きくなったとき、そのことをどんなふうに思うか心配です。そのことを娘たちに説明するときまでに、事態が今よりよくなっていればいいなと思います」　（イボンヌ）

「私は、精神の障害が叔父やきょうだいの生活にどのような影響をおよぼすかを見てきました。自分が悪い遺伝子を娘に伝えてしまったことに、とても大きな自責の念を感じています。しかし当時は、親戚の奇妙な行動が遺伝性の障害だとは知らなかったのです。娘が双極性障害だと知った今では、もうひとり子どもをもつことは、その赤ん坊に時限爆弾をわたすように思えて、とても難しいです」　（トム）

第11章　双極性障害の子どもをもつことで生じる経済的な問題に対処する

お子さんへ医学的および精神科的ケアを提供することに加えて、双極性障害の子どもをもつことがあなたや家族に与える多くの問題に対応するために、またお子さんが気分の波を通り抜けるのを助けるために、双極性障害はあなたに大きな経済的負担を強います。家計を管理して、現在も将来も家族全員の面倒をみられるようにするのは、親として最も重要な責任のひとつです。

保険に関する対策

すでにおわかりでしょうが、医師の診察、服薬は、お子さんにとって将来にわたって必要となるものです。あなたにとっても同様です。小児期に発症した双極性障害では、発達上の、また社会的、身体的な変化に常に直面しながら、成長していくお子さんの面倒をみていくことになります。お子さんの薬の種類や量がやっと決まったと思っても、何かが変化すれば、お子さんはさらに多くの量の、あるいはまったく違った種類の治療や薬の調整を必要とするでしょう。双極性障害が必要とする専門的、薬物学的援助は高額なものです。それは固定したり消えてなくなったりしません。お子さんに適切な医学的サービスを見つけ、それを利用するには高額な費用がかかりますが、お子さんはおそらく薬や治療をずっと必要とするでしょうから、ほかの選択肢はないのです。

保険診療を利用するのは、家計を管理するうえで重要な要素のひとつです（訳者注　これから述べる内容は米国の医療制度を反映したものなので、日本の現状と比較してお読みください）。保障の最も大きい保険に加入していて、豊かな経済的基盤をもっている家族でさえ、双極性障害は家族の資産に大きな負担になる可能性があります。低所得あるいは中程度の所得の家族や、保障のそれほど大きくない保険に加入している家族にとっての経済的負担は非常に大きなものになるでしょう。家族全員が各々必要とするお金のバランスを考えるのは大切ですが、双極性障害のお子さんの治療は第一に優先されます。双極性障害の治療がうまくいかなければ、どんどん悪くなる可能性が高く、家計ばかりではなく、家族全員の健康やお互いの関係、そして皆の幸福にも影響を与えるからです。家計の負担を最小にして、かつお子さんに可能な限り最高のサービスを受けることが、あなたの挑戦なのです。家庭によって経済状態や保険の内容は異なるので、この章では私的および公的保険の保障に関する手続き、規則、保障の条件に関する一般論を提供します。頭に入れておくべき重要なことは、双極性障害は精神病だと考えられていますが、生物学的基盤をもった健康の問題だということです。ですから，最近の法律によれば，ほかの医学的問題と同等の保険の保障を受けられるべきなのです。もちろん，双極性障害のこの重要な一面をサービス提供者や保険会社に強く主張しなければ，より限定された保障しか受けられない精神保健の問題として扱われてしまうでしょう。

保険のトラブルを避けるために

次にあげるのは，直面する保険上のトラブルを最小限にするための特別な対策です。再度言いますが，情報は力です。保険会社のシステムを知れば知るほど，うまくいく可能性が高くなるのです。

○処方の代金支払いのような，お子さんの治療に役立つ保障を新たに追加することができるかどうか，保険に加入している雇用主に尋ねます。
○問題が生ずる前に，双極性障害の治療に関する国および州の規則について学びましょう。ときには，あなたが保険についてよく知っていて，当然もらえる権利のある保障のために戦う意欲のあることを医療および保険の提供者に示すだけで，問題を避けたり最小限にしたりできます。情報は，州の保険委員会に連絡するか，オンラインで得ることができます。「生物学的基盤に基づく精神的問題」という言葉で検索してみましょう。

○保険が適応になる医師、病院、薬剤師、その他の医療の提供者を利用しましょう。これから会う専門家が保険適応のリストに載っているかどうか、保険会社に連絡して確かめましょう。その後、その専門家に連絡し、その保険会社のリストから外れることはないかを確認しましょう。

○可能なときはいつでも、保険の書類をその場で書き、それをすべて保存しておいてくれる医師に診てもらいましょう。そのほうが簡単なだけでなく、はじめに立て替えたり、保険会社がその料金を支払ってくれるまで待つ必要がないからです。

保険会社との付き合い

○多くの健康保険では、まず家庭医にかかることが必要となります。最初に、家庭医に診てもらわなければなりません。そして、その医師が精神科医などの専門医に診てもらう必要があるかどうかを決めます。この過程はとてもゆっくりで、時間と費用がかかることがありますが、必要なことです。そこで紹介をいとわない家庭医を選ぶことがとても重要になります。

○医学的記録をすべて残しておきましょう。日付、サービスの内容、提供者の名前、行った特定の検査や評価（アセスメント）、そして可能性のある、または実際の診断名をリストにします。お子さんに関するいろいろなレポートのコピーも保存しておきましょう。

○保険会社へのすべての申請書類を保存しましょう。保険会社に送ったすべてのコピーを保存します。必ずすべてに日付をつけておきましょう。

○受けとった保険の金額の記録を残しましょう。提出した申請書と支払われたお金とを突き合わせて確認します。こうしておけば、どの申請に対して支払いが行われたか、支払われなかったかの確認が容易になり、必要なときに申請書を再提出するのも簡単になります。

○保険会社に連絡したとき、話をした相手の名前を聞いて、書き留めます。名前の正しいつづりを尋ねましょう。そうすれば、あなたが会話の記録をとっていることが相手に伝わります。話し合った内容および保険会社の人が言ったことも書き留めます。問題があったときだけでなく、いつもこのようにしましょう。

○保険会社と重要なことを話すとき、とくに、あなたがひとつのことをすれば相手がもうひとつのことをしてくれると言われたとき、これをすべて書き留めておくのはよい考えです。これらの詳細を確認するために、手紙かファックスを送りましょう。あなたが問題にしている特定の申請とそれに対しての保険会社の人の指示、その指示をした人の名前などがすべて書かれていなければなりません。取り決めたことが文書になっていれば、もし保険会社があなたからの手紙を受けとっても対応しなかった場合、保険会社がこの問題についてあとで主張するのが難しくなります。

○保険会社の中に、とても助けになり、仕事がしやすく、理解してくれる人を見つけたら、その人の直通の電話番号を聞いておきます。その人にとても感謝していることを告げ、再度会社に電話をする必要があるときに、直接その人に連絡できるかどうか聞きましょう。

○保険会社に電話すると、人から人へと電話を回されるのがふつうです。転送された人の名前と内線番号を聞いておけば、電話が切れたり、間違った人に電話が転送されたときに、再度、直接電話をかけなおすことができます。

○会社の保険計画の全文のコピーを手に入れましょう。それは直接保険会社から、あるいはその保険に雇用主が入っているのであれば人事部から手に入れることができます。それをしっかり読んで、何に保険が適応され何がそうでないかについて、正確に知っておきます。疑問があれば、保険会社に連絡をとり、そのことを明らかにしましょう。

○保険会社の保障内容について、次のことを知っておく必要があります。

・医学的治療の保障期間と保障額総額の上限がどれだけか（双極性障害は生物学的基盤に基づいた精神の病気なので、ほかのどの病気とも同等の保障を得られることを思い出してください。つまり、精神の病気への保障制限は適用されません）。

・どの医師、病院、薬局、精神科医療の提供者が保障のプランに含まれているのか。

・保険会社のリストに載っていない医師にかかったとき、何らかの保障が受けられるのか、受けられるとしたら何パーセント支払ってもらえるのか。

・どのように専門家を紹介してもらうのか。

・入院、検査やその他の治療には、どのような事前の許可が必要か。

・どの薬に保険がきかないのか。後発品の薬がある場合、もともとのブランドの薬に保険はきくのか。
・どのタイプのサービスに保険がきかないのか（例えば物質乱用の治療や入院して行うプログラムなど）
・事前の許可なしに子どもを入院させることのできる〝救急事態〟とはどんな場合をさすのか。

○保険のオプションを注意深く検討しましょう。一見高く思えても、長い目で見ると節約になることがあります。
○薬の処方を受けることは、双極性障害の子どもの治療の中ではより高価なもののひとつです。ほんの数種類の薬を飲んでいるだけでも、保険がない場合には月百ドルを超えることもあります。新しい薬を追加したり薬を変更したりすると、金額はさらに高くなります。各保険会社の処方に関する保障と、自費での処方、それに児童相談所を通じての処方について、細かく検討しましょう。
○製薬会社の中には、保険の適応期間が終了してしまった場合、薬の費用を援助する患者支援プログラムを提供するところがあります。この種のプログラムに関する情報を得るために会社に連絡するときには、お子さんの飲んでいる薬の製薬会社名を薬剤師に聞きましょう。

「保険会社の枠の中で行動し続けることに辟易《へきへき》して、いやになっていました。娘が精神科医に診てもらうまでに、何週間も待たされそうでした。私たちは危機的状況にあり、待つことができませんでした。それで、診断の技術にとてもよい評判のある医師に娘のソフィアを診てもらい、費用は自分たちで払うことに決めました。しかし、今後の治療については保険でまかなうつもりです」（クリス）

医師との付き合い

○新しい医師に診てもらうときには、初回は無料で相談を受けられるかどうか尋ねましょう。すべての医師が応じてくれるわけではありませんが、聞いてみる価値はあります。

○医師が紹介状や処方箋を書くとき、保険が適用されるために必要な条件と保険の適用の限界について、医師に伝えましょう。治療法を選んでいるときには、保障を考慮した選択をしてくれるようにお願いしましょう。もちろん、お子さんにとって最良の方法に保険がきかなければ、自費で払う方法を選択するか、保険のきく次善の方法を選ぶかの選択をしなければなりません。

○処方薬のサンプルをできるだけ多くもらえるように医師に頼んでみます。医師は毎回いくらかの薬をくれるかもしれません。

○薬の処方が適応される保険に入っているならば、医師に一度に投与可能な最大量の薬の処方箋を書いてもらうように頼みましょう。50錠の処方に20ドル払うより100錠の処方に20ドル払うほうがずっといいでしょう。

○保険会社に提出する情報で明確にしなければならないのは、治療、処方、そして問題の原因が双極性障害にあるということだということを、担当の医師に伝えましょう。法律は、生物学的基盤をもつ精神の病の治療における同一性を要求するので（ほかの身体の病気と同じ保険の適応となることを意味します）、双極性障害と診断されれば、ほかの精神の問題に適用される、より制限のある保障ではなく、当然受けるべきレベルの保障を受けることができます。注意欠陥のようなほかの症状を治療していても、それがまったく別の生物学的基盤のない病気ではなく双極性障害の一部分だと医師が診断すれば、よりよい保険の適応を得ることができます。

○処方箋料の金額は、薬の量が違ってもほとんど同じです。薬をもらう際の最も安い方法を医師に尋ねてください。例えば、半分に割ることのできる高用量の錠剤を出してもらって、2回分にすることもできます。

医療保険の選択

新しい医療保険を選ぶ場合には、以下のことを検討してください。保険料と、以下の項目とをはかりにかけて検討しましょう。

○税金の控除は受けられますか。
○1回ごとの診察で自費で払わなければいけない額はいくらですか。
○どんな処方料には保険がききますか。保険料はいくらですか。いくらまで保険がカバーしてくれますか。
○どの病院でこの保険が使えますか。
○専門家を受診するのに，紹介してもらう必要がありますか。
○一般的な医療保障の上限はありますか。あるとしたらいくらですか。
○入院および外来での精神科治療の上限はどのくらいですか（生物学的基盤に基づかないほかの精神的問題に対してお子さんが治療を必要とする場合のために一応確認します）。
○その保険の使える医師名簿に載っている医師の数はどのくらいですか。
○保険の適用になる医師の数が限られている場合，それ以外の医師にかかった場合の費用に対して，どのくらいの保障がありますか。
○もっとぴったりのほかのオプションがあるか，その保険を提供している勤め先の保険の担当者に聞きましょう。
○商業組合，専門家の団体，貿易協会のような団体は団体保険を提供しています。そのようなもののひとつに加入するのもいいかもしれません。
○勤め先の状況によっては，勤め先が提供してくれる保険を選ぶのが適当なこともあるかもしれません。一般に、最もよいのは、大きい会社です。なぜなら、雇用人数が50名より少ない会社は、保険の保障に関する法律の適用から除外されているからです。または、組合に加入しているか、全国にたくさんの事務所がある会社がいいでしょう。提供される保険の内容について、会社の担当者に連絡をとって聞くのもいいでしょう。

○多くの州では、保険に入っていない子どもや低所得者層に対して、公的な「保険」を提供しています。州の社会・保険サービスに連絡して、情報や支援を求めましょう。健康保険、福祉に関する米国のウェブサイトも、保険に入っていない子どものための保険サービスに関する情報を提供しています。

保険のトラブルに対処する

正しい手続きをすべて踏んでも、保険会社が支払いを拒否することがあります。もしかしたら手続きが完璧ではなかったのかもしれませんが、それでも、あなたは保障はなされるべきだと考えるでしょう。現実には、どのようなきちんとした保険の請求に対しても、保険会社はなるべく否定しようとします。ひとつひとつおよびすべての請求について、戦う気持ちの準備をしていてください。保障を受けるためには特定の重要なステップを踏む必要があります。その過程は単純で簡単に見えますが、複雑で非常にストレスの多いものになることもあるのです。

○請求に対する保険会社の処理の仕方が気に入らなければ、正式な書面で抗議するのもいいでしょう。最初に「苦情」と書けば、その手紙は単なるメモではなく法的な文書になります。保険会社は、それに返事をしなければなりません。こちらからの請求に応じて支払いをするべきだと考える理由について細かく書きましょう。可能ならいつでも、保険の契約内容の特定の条項を指摘します。もし適当であれば、保険会社の担当者とのやりとりやそのときのメモについても言及しましょう。手紙を請求受付部門に、そのコピーをシニアマネジャーに送ります（請求受付部門の担当者から名前を聞くか、会社の受付に電話をして正確な名前を聞いておきます）。手紙のコピーを必ずとっておきましょう。
○保険会社が請求を却下し、あなたはそれでも請求が正当であると感じるなら、再び何度も抗議しましょう。
○もし問題が続くなら、州の保険委員会に手紙を書きます。電話帳の州政府部門の電話番号簿に住所が載っています。保険会社にこの手紙のコピーを送り、決定を変更するよう求めましょう。
○雇用主を通して保険に入っているならば、福利厚生の担当者に頼んで、あなたの問題について保険会社に連絡をとってもらいます。雇用主が連絡をとれば、保険会社は契約を失うリスクを恐れて、もっと協力的になるかもしれません。
○怒りとフラストレーションをコントロールしましょう。請求受付部門の担当者を味方に引き入れるようにします。その状況をどのように処理するべきか担当者に尋ねましょう。保険を受ける必要性がどんなに差し迫って重要であるかを説明し、あなたが子どもの面倒をみるのを担当者が助けてくれているのだとほのめかしましょう。治療が遅れたり現在必要なものが提供できなかったりすると、あとでもっと多くの費用がかかり、治療が長引く可能性があると、担当者に気づかせてください。

○たくさん質問しましょう。保険会社が決定した対応について可能な限り情報を集め、それを記録しましょう。

○必要なら、診断基準マニュアルであるＤＳＭ-Ⅳの「双極性障害」を参照したり、その項のコピーを送ります。そうすれば、双極性障害は生物学的基盤に基づいた障害であり、法によってほかの身体の病気と同様に保険が適用されるということを強調できます（ＤＳＭ-Ⅳはインターネット上や図書館、または診療所で手に入れることができます）。

経済的な戦略

あなたが親として役割を果たす期間は、伝統的にいわれている18年という長さを超えるでしょう。日々の悪戦苦闘のことばかり心配して、あなた自身や家族、お子さんの将来を守るために今しなければならないことをやめてはいけません。日々のお子さんの世話が非常に大変で、将来のことなど考えられないような状態でも、毎日の家族全員へのケアをしながら将来への賢い計画を今立てなければなりません。将来への計画は、家族のほかのメンバーもあなたのお子さんも十分な経済的支えを確実にもつために、必要不可欠なステップなのです。

双極性障害のお子さんの将来のケアやあなたの退職に備えて節約しなければならないとしても、お子さんが危機的状態にあるときに「今はこれしかお金がない」と治療を急にやめるわけにはいきません。だからこそいろいろな経済的な戦略でお金を管理し、守っていくことが大切なのです。この計画には、退職後にそなえた貯金、生命保険、長期治療保険やほかの経済的手段など、経済資源をできる限り守るいろいろな経済的手段が含まれるべきです。このようにしておけば、もしあなたに何かが起こったときでも、お子さんが自分自身の面倒をみ、治療を継続するための経済的手段をもつことができるでしょう。

必要な情報の一部はインターネットで手に入れることができます。しかし、個々のオプションを調べるには多くのエネルギーと時間が必要となります。保険のプランをほかのものと比較するのも困難です。オンラインで一般的なものを検索するのはよい考えです。しかし、保険、金融、法律の専門家に相談すれば、よりよい選択をより速やかにすることができるでしょう。アドバイスを求めるときは、複数の経済の専門家と話しましょう。できればいろいろな金融商品を扱っている仲介人がいいでしょう。彼らはあなたの状況にはどんな選択肢が適当かを判断するのを助けてくれます。何かを決める前に多くの専門家に相談していいということを覚えておいてください。あなたはお客様なのですから、特別のサービスを売り込んでもらいましょう。

○医療保険は双極性障害の子どもの親にとって不可欠のものですが、このタイプの保険だけが役に立つというわけではありません。例えば、子どもがものを傷つけたりこわしたりするかもしれないので、持ち家のための損害賠償保険を選ぶのもいいでしょう。

○州によっては、障害をもった子どもの家族に税の控除があります。税理士にこれらの情報を確認しましょう。

○課税前に医療費を払い込むことのできる口座が開設できるかどうか、税理士に相談します。課税前の収入から医療費を払えば、経済的にずっと楽になります。

○子どもの治療にかかったすべての費用を記録しておきます。これには、治療や精神療法・薬など実際にかかった費用に加えて、運賃、ガソリン代、駐車料なども含まれます。これらのほとんどが税控除の対象になります。

○あなたの家庭の所得が中位から低所得であれば、受けられるすべての制度を利用します。学校給食が安くなったり無料になったりするかもしれません。地域の福祉または健康サービス部門に連絡をとり相談しましょう。

○生活費保障の補助金を受けられるかもしれません。このプログラムは、障害をもった子どものいる低所得の家族の基本的生活費を現金で支給してくれるものです（精神的障害も含まれます）。詳細については、地域の社会保障部門に連絡をとりましょう（警告しておきますが、支援してくれる人を最初に見つけるのは、実際に支払いを受けるのと同様、長く大変な時間がかかることがあります）。電話番号は、電話帳の政府部門で調べます。さらに詳しいことは、社会保障部門のウェブサイトの生活費保障の支払補助金のところでも見ることができます。

○あなたとパートナーにかけられるだけの最高の生命保険を探します。子どもが成長して年をとり、両親がいなくなったときに、経済的に自立できなくても、緩衝材の働きはしてくれるでしょう。

○可能なら、子どもに生命保険をかけましょう。このようなことを考えるのは非常につらいことかもしれません。子どもの死から〝利益〟を得たくはないでしょう。しかし生命保険があれば、葬儀代や、子どもの死を乗り越えるためのあなたや家族のセラピーの代金を払えますし、子どもの治療代で減ってしまった貯金のうめあわせをしてくれるでしょう。それは悪いことではありません。

○子どもの法的な後見人を指示する正式で法的な遺言を作ります。後見人となる人には必ずこのことを伝え、あなたに万一のことがあった場合には、その責任を進んで引き受けてくれる人を選びましょう。

○子どものためのお金を守るために信託財団を作ることが適切かどうか判断します。この信託財団は子どもが成人になっても必要かもしれません。成人になったあとも、賢い経済的選択をするために助けてくれる人を委員として指名します。また子どもにその能力がない場合には、子どもに代わって治療に関する決定をする人も指名できます。

○あなたやパートナー、それにできれば子どもにも、長期治療保険をかけることを検討しましょう。この種の保険は、自分で動いたり、食事をしたり、着がえたり、入浴したりできない人のために、家庭やナーシングホームなどでの介護を保障するものです。お子さんの治療にお金をすべてつぎ込んでしまったあとに万一あなたが援助を必要とするようになったときや、子どもがあなたの面倒をみることができないときに、きちんとした介護が受けられるように保障してくれます。このような保険は、年齢には関係なく、どのような理由であろうと長期介護を要する場合、保険金が支払われます。

極端な選択肢

家族によっては、子どもに必要なサービスの支払いができなくなることもあります。このような極端な状況では、子どもが無料で公的なサービスを受けられるように養育権を放棄する家族さえいます。また、低所得者または無所得者用のサービスが受けられるように離婚する夫婦もいます。このような親は、自分たちの知っている限りの方法で子どもに必要なものを与えるために多くのことをあきらめたのです。そうはいっても、最近の法律や精神病への理解の改善、また双極性障害が生物学的基盤に基づく精神障害として公的に認められるようになったことなどで、多くの親はこのような非常手段に頼らなくてもすむようになるでしょう。一方で、最近の社会福祉制度の変更は、低所得の家族が双極性障害に今も将来にわたっても必要とする支援を受けることをいっそう困難にしてしまいました。

子どもの治療のために、養育権を一時的に放棄し、子どもを児童相談所にあずけ、子どもの治療を公的保険で行えるようにするという極端な方法をとる前に、ほかの可能性が残されていないかどうかを確かめましょう。いったん養育権や財政状況、婚姻状況などを変えてしまうと、ほかの選択肢が制限されたり、あなたの決断を変更できなくなったり、お子さんのケアに何も口をはさめなくなったりするかもしれません。もしお子さんの治療に保険会社が保障してくれるものよりもっと広範な治療が必要であれば、地域の児童相談所に連絡をとりましょう。公的に提供される治療のサービスに関して、あなたが受けられる可能性のある方法を検討するのを手伝ってくれるでしょう。

「エリザが安全に過ごせて、自分の行動をコントロールすることを学ぶには、長期間にわたる一貫した専門家による治療が必要だということは、私も娘の精神科医もわかっていました。保険会社にそのことを話したら、私の保険では、娘が自傷により救急外来で血を流している場合の短期間の入院は認めるけれども、こういう状態にならないように症状を安定させるための長期的ケアは認められないと言われました。私は必死でした。もし自分の子どもを自傷から救いたければ、何か強引な手段をとらなければならないのだと思ったのです。児童相談所との心をねじられるような話し合いのあと、自分に許される唯一の選択は娘の養育権を一時的に放棄して、任意保護のネグレクト名簿にサインすることだと思いました。娘を入所治療施設に入れるべきだという精神科医の意思が支持されました。しかし、娘がこのために別の州に行かなければいけないことを知り、私はショックを受けました。ばかばかしいことに、今の税制度では、入所施設は州内の人よりも州外の人からより高い入所料をとれるからです。娘は、見学に行ってすばらしいと思った近所の施設ではなく、遠く離れたほかの施設に送られました。そこのセラピストは家族の訪問や家族が治療に参加することを勧めていますが、養育権を放棄した理由が治療費が払えないためだという私に、どうやったらそんなことができるでしょうか。私には娘の施設のそばに9～12カ月も住むお金などありません！　施設が定期的に連絡をとり、エリザの状態を報告してくれ、私に意見を求めても、私が状況をコントロールできるわけではないことはわかっています。娘が安定し安全に過ごせるようになって、私が養育権を取り戻し、娘を家に連れて帰れるようになるのが待ちきれません。養育権を取り戻すのに何の問題も起こらないことを祈っています」

（シェリー）

「1日700ドル以上かかる5日間の入院や1日400ドル以上かかるおよそ1年間の入所治療の費用を払う余裕はまったくありません。そして、マシュウが自分や他人を傷つけるのを防ぐ方法もまったくありません。私たちは数年間にわたるセラピーの費用の支払いで破産状態です。離婚したり、養育権を放棄することでマシュウが公的保険を受けられるのなら、少なくともそうするかどうか考えてみないわけにはいきません」

（イボンヌ）

「ペイトンの治療のために家や車や宝石を売らなければならないなら、養育権を放棄する前にそうするでしょう。娘のために、いちばんよい選択をできるのは私だとわかっています。入院費が払えなければ、入院させられないというだけのことです。私は娘をどこかにやってしまう前に、ずっと一緒に過ごす覚悟です」

（テリン）

後見人

残念なことに、最悪の事態に備えてお金の準備をしても、何かが起きてしまうこともあります。予期しない状況が双極性障害のお子さんを育てる能力に影響します。双極性障害の子どもを育てるのはとても大変なことなので、あなたに何かが起きたときのために法的後見人を正式に指名するための手続きをきちんとしておくことはとても大事です。あなたと同じような方法でお子さんを育ててくれる人は誰かを考えましょう。気持ちの面でも知的な面でも十分にお子さんの世話ができ、あなたがまとまった遺産を残せるのでなければ経済的にもお子さんの面倒をみられる人を選びましょう。この人が確実にこの責任を引き受けてくれること、後見人を指名する法律上の書類がきちんとしているかを確認しましょう。お子さんが幼いときには後見人として最も適当な人だとしても、お子さんがティーンエージャーになったときには必ずしもそうではないこともあると覚えておいてください。お子さんが成長して、変わっていくのと合わせて、ときどき遺言を見直し、状況に合うように修正することが必要でしょう。

第5部　あなた自身の健康を考える

第12章　双極性障害が結婚生活に与える影響に対処する

一緒に子育てをする

あなたとあなたのパートナーはこれまでに，お子さんの心配をしたり，援助を求めたり，診断を受けたり，治療に関する難しい決定をしたりして，大変なストレスを経験しています。ふたりが協力し，双極性障害についての情報だけでなく，その障害がお子さんやあなたたちの生活にどのように影響しているかについての気持ちも共有し，また，もし一方が手いっぱいになってしまったときにそれを理解し助け合えてきたなら，ほかの多くのカップルよりもずっとうまくやっているといえるでしょう。もしまだそうできていないのなら，この先，時がたてばもっとうまくやっていけるというわけにはいかない可能性のほうが多いでしょう。双極性障害のお子さんがいるという現実を変えることはできませんが，お互いに相手のためになり支え合うことのできる関係を再度作りあげるための時間をとることはできます。パートナーとしての，そして親としてのお互いの役割を検討するのはよい出発点です。これらの役割を今どのように考えているか。何がうまくいき、何がうまくいっていないのか。何が大丈夫で、何が大丈夫でないのか、など。

パートナーとしての関係を大切にすると、親としての責任も共に果たしやすくなるかもしれません。もちろん、しつけの方法や治療、薬、その他双極性障害のお子さんにどう対処するかについて、意見が分かれることもあるでしょうが、お互いの関係がしっかりしていれば、話し合い、一緒に決定を下すことが容易です。たとえふたりの意見が合わなくても、お子さんの治療をやめるわけにはいきません。どちらか一方が治療について最終決定をする権限をもつ主要な養育者となり、もう一方がそれを許可するようにします。さらに、治療に関しての決定をしない親は、それがお子さんのためになるのであれば、言葉のうえでも行動のうえでもこの選択を支持しなくてはなりません。このような状況では、〝共同戦線をはる〟のがいちばんです。一貫性のなさや口論は、事態を悪くするだけです。

双極性障害のお子さんの世話について両親が異なった見通しをもつことはよくあり、イライラの原因となります。一方の親が双極性障害の子どもの第一養育者になるのは、一般の家庭でも共働きの家庭でも夫婦のどちらかが主として子どもの面倒をみるようになるのと同じで、よくあるふつうのことです。ふつうは母親が子どもの面倒をみることが多いので、私たちは第一養育者を「母親」とし、もう一方を「父親」と呼びます。しかし、これからお話しすることは、第1の養育者が父親であっても母親であっても当てはまることです。子育てに関わっている親が、自分のパートナーに対して、子育てにもっと関わり、自分を支え、子育てに要する努力やストレスを認めてもらいたいと思うのは、よくあることです。もう一方の親（父親）は、どのようにものごとが運ばれるべきかについて自分なりの強い信念をもつようになるかもしれませんし、相手の注意がすべて子どもに向いているように感じて、恨みがましく思うかもしれません。教師が子どもの双極性障害のすべての症状を必ずしも知っているわけではないのと同様に、〝父親〟もその激しい症状のほこ先に立たされたことがない場合が多くあります。彼らはそれにまったく気づかないか、あるいはすっかり信じ込んでしまうかもしれません。

「昨日はじめて、息子が父親に影響する問題行動を起こしました。私はいつもと違って自分ではなく夫がターゲットになったことがとてもうれしかったのです。これで夫も、息子が双極性障害の症状を起こしているときに私が夫に注意を向けられない理由がわかるようになるでしょう」

（ジュリアナ）

ただ親であるだけではなく、パートナーでもあり続ける

残念なことに、泣き叫ぶ激しい怒り、こわれた家具、子どもを病院に連れていくことやそのほかの双極性障害の子どもをもつことに伴ったいろいろなことのさなかに、ちょっと立ち止まってカップルとしての自分たちに何が必要かということに気持ちを集中するのは難しいことです。も

ちろん、これはほかの多くの親にとっても難しいことですが、双極性障害の子どもをもった家族の場合はとくにそうです。自分自身やパートナーのために時間やエネルギーを使うのが大事なことだとはわかっていても、お子さんにとても手がかかるとき、それを正当化するのは非常に難しいことです。それでも、強い夫婦関係（ここでは「結婚」という言葉を使いますが、これは夫婦以外のカップルにも当てはまります）を保ちたければ、双極性障害のお子さんの面倒をみながらも、夫婦関係を保つための努力をしなければなりません。自分たちの結婚生活を大事にすることも含めて自分たちのニーズに集中することをうしろめたく思っているなら、あなたが幸せであればあるほどお子さんの面倒をよりよくみることができるのだということを思い出してください。加えて、パートナーとの強く協力的な関係は、あなたが人間として満たされるカギとなると同時に、双極性障害のお子さんへ与えることのできる最も大事な贈り物でもあります。結婚生活が続けば、お子さんに必要な継続性やコントロール、それに安定した家庭生活を保ちやすくなります。パートナーとの関係がとても難しくてうまくいっていないときにも、自分のためにもお子さんのためにも努力してください。

両親が子どもの問題で心を悩ますあまり、自分たちに関わる問題を無視したり忘れてしまうことはよくあることです。パートナーは、あなたを支える仕組みの屋台骨《やたいぼね》でなければなりませんが、それには努力と絶え間ないコミュニケーションが必要です。それに加えて、パートナーはあなたが人生のパートナーに求めるものすべてでもなければなりません。つまり友人であり、相棒であり、恋人であり、秘密を打ち明けられる人であるということです。全国の離婚率を見ると、私たちがかかえているような特別な困難を伴わない結婚でも、継続するのはとても難しいことがわかるでしょう。毎日のように深刻な問題に対処していると、ついそうなってしまいがちですが、自分たちの結婚を優先順位の低い問題として扱ってはいけません。自分の結婚生活を育て、大切にして、それに投資することは、とても大事なことです。

たとえ最初は自分自身に無理強いしているように感じても、パートナーに常に話しかけ、共通の時間をもち、愛し合いましょう。あなたから愛され大切に思われていると、相手に伝わるようにしましょう。今はあり得ないと思うかもしれませんが、いつかお子さんが今より自立し、自分だけで過ごすようになります。子どもたちが家を出たあと、あなたはパートナーとふたりだけで残されます。そのとき、パートナーが赤の他人になっていないようにしましょう。そのためのエネルギーが残っていなかったり、そのことをいちばんあとまわしにしたい気分であっても、努めてリラックスし、ギアを入れかえ、パートナーと一緒の時間を過ごすようにしてください。しばらくの間、親であることをやめて、大人でありパートナーとなることで、気分がよくなることに気づくはずです。

パートナーにもっと注意を注げば、相手はお子さんの世話にもっと積極的に関わる気持ちになり、あなたの努力に協力的になってくれるかもしれません。はじめは相手に屈服したような気持ちになるかもしれません――繰り返しになりますが、自分に必要なものを手に入れたいならその前に、相手が求めていることをしなければならないのです――、しかし、そうするかどうかを決めるのはあなたです。得られる結果は、そのための手段を正当化するほどに重要なものでしょうか。よい結果になることがわかっていれば、あなたのほうが先に相手が望むことをしてあげるにしても、あまり腹立たしく感じないですむでしょう。

「シンディと私は、10年前、1990年のクリスマスの日にジュリーを授かりました。私たちは親になることにとても興奮し、自分たちの赤ん坊が生まれる喜びと期待でいっぱいでした。病院での最初の3日間を振り返ってみると、何がその後の自分たちを待ち受けているのか想像もつきませんでした。10年という長い時間が経ち、娘の状態に対処してきましたが、自分たち自身や結婚生活にはほとんど心を配りませんでした。状況の厳しさや、ジュリーが私たちの注意を必要としていることが、私をコントロールされた隔離状態にしてしまいました。シンディが常にジュリーの面倒をみていたので、私はお金をかせぐ役割をとりました。時が過ぎ、私たちの夫婦関係が悪化したとき、私には何が起こっているのかまったくわかりませんでした。私は自分のまわりに壁を築きました。今、私は、これらすべてのことが始まる前にとても大事だったひとつのものを救おうと、悪戦苦闘しています。それは私が愛する女性です。あなたの奥さんを、問題をもった子どもの延長としてではなく、ひとりの人間として扱うことを忘れないでください。彼女を大切に思っていることを示し、子どもを育てるのに可能な限りの援助を申し出ましょう。奥さんとふたりだけで特別な時間を過ごすようにして、彼女がすることを重要だと思っているると伝えてください。あなたには、ふたりが夢見たように人生を送るチャンスがたった一度だけ与えられているのです。たとえストレスのたくさんある人生でも、そのときそのときを大切にしてください」（ジェフ）

「私には、自分のための時間も夫のための時間もありません。私は昔の自分をなつかしく思いますし、夫も同じ思いです。昔の自分を取り戻すことができたらどんなにいいでしょう。でも、もう前と同じではいられないということもわかっています。私は途方に暮れたような気持ちですし、昔の自分の影のように感じています」（ゼニア）

「私と夫が話すことといえばジャスティンのことばかりのような気がします。彼が昼間職場から電話をしてくるときでさえ、とても取り乱していて、ジャスティンのことを話してしまいます。彼の人生にどんなことが起きているかに思いを馳せるエネルギーもありません。自分自身であることですらとても難しく、結婚していることすら想像できません」（トニア）

「乗り越えられるのか、やっていけるのか、わからない日がしばしばあります。私の結婚生活はこんなストレスを切り抜けていくことができるのでしょうか。ほかの子どもたちにはどんな影響を与えているのでしょうか。新たな1日をどうやったら乗り越えられるのでしょうか。ましてや、私の残りの人生をどうやって過ごしていけるのでしょうか」

（クリス）

結婚カウンセリングは、お互いの関係を改善するためにふたりが共に努力しているときはもちろん、夫婦のうち片方のみが努力しているときにも、非常に役に立つことがあります。ほかのカップルやかかりつけ医、お子さんのかかっている医師や保険会社に相談して、ふたりがどちらもよい関係をもつことができて、あなたがたの結婚がかかえる特別なストレスを理解してくれる人を見つけましょう。セラピストを見つけるために、第3章を参考にすることもできます。

繰り返しになりますが、自分が多くのトラブルを引き起こしている状況に直面していること、そして自分だけではそれを解決できないと認めるのは非常に難しいことです。それは、双極性障害の診断を受けたり、それに対処したりするときに、ほかの人の要求や気分や行動に注意を集中しなければならないのとよく似ています。結婚に関しては、子育てとは違い、あなたにはどれくらい努力をするかという選択肢があります。まったく努力をしないこともできます。しかし、結婚相手との関係を深める努力をしないと、ほかのさまざまな難しい状況や感情が生じることは覚えておいてください。では先に進みましょう。

両親がパートナーではなくなってしまっているとき

全国の離婚率を見るだけで十分憂うつな気分になりますが、障害をもつ子どもがいるというストレスが加われば、離婚の危険はさらに高くなります。したがって、双極性障害の子どもをもつ親の多くが離婚について考えたり、議論したり、離婚を経験したりすると想定するのは偏った考えではありません。

私たちの結婚の多くが離婚で終わってしまうのは驚くことではありません。親の片方が、医師の診療、宿題、しつけ、投薬、そしてほかの日常の活動をすべて担うことがよくあります。もし、もうひとりの親がこれらの活動に関わっていなければ、自分は子どもの世話をするには不適格だと感じるようになるでしょう。結果的に、夫は妻に対して、自分の責任を先送りにし始めます。それに対して、第一の介護者である親（妻）は、ひとり取り残された気持ちになったり、怒りや恨みを感じ始め、子どもの面倒をみることで生じる激しい疲労やフラストレーション、そして怒りのほこ先を夫に向けるようになるのです。

ただの離婚はあまり恐れるに足りないと思えてしまうほど、双極性障害の子どもをもった夫婦の離婚は複雑で予期できないものです。双極性障害の子どもの親も、それ以外の親と同様、さまざまな問題や疑問をかかえています。そのうえに、生活全般にわたって解決したり気に留めたりしなければならない重要な問題もかかえているのです。

「どうしていいかわかりません。夫婦関係はとても悪くなってしまいました。状況を変えることができればいいのにと思いますが、それがとても怖いのです。私ひとりでどうやってジェイソンの面倒をみられるでしょうか。経済的に可能でしょうか。仕事をしながら、医者の予約をとり、息子が具合が悪いときにはそばにいてやれるでしょうか。私がいないとき夫は息子に学校に行くしたくをさせられるのでしょうか。父親の家にいるときに激しいかんしゃくを起こしたら？　夫婦仲が悪い両親と住むのと、離婚によるストレスを経験するのと、息子にとってはどちらのほうが悪いのでしょうか。もし夫に恋人ができたり、再婚して、彼らがジェイソンに優しくしてくれなかったり、受け入れてくれなかったら？治療について決定するとき、今ほど強くは主張できなくなるのでしょうか」（ジェシカ）

両親が一緒に子育てできなくなると、子育てはさらに難しくなります。どちらの親もふたり一緒にいたときにはおそらく〝分担して達成する〟方法をある程度まで使えていたでしょうが、ひとりになったら、パートナーからのバックアップやサポートなしに、子どもたちのことをすべてひとりでできるようにならなければいけないでしょう。子どもたちの世話をしたりしつけをしたり、子どもの問題を解決したり、薬の管理をしたりという役目をあまり担ってこなかった親が双極性障害の子どもと生活することになったら、どうやってひとりでそのような子どもの面倒をみるかを学ぶのはとても難しいことです。双極性障害の子どもと暮らすのならば、気分の変動に対処したり、薬について、そして日々の生活の面倒をみることなどについて、学ぶ必要があります。それまでおもに子どもの面倒をみてきた親は、パートナーがひとりで子どもの面倒をみるようになった場合、どれだけ上手に（あるいはどれだけ下手に）子どもの面倒をみるのかを想像するだけで怖くなるでしょう。一方の親が双極性障害の子どもの治療に協力的でなく、子育てに参加しなかったり、子どもの面倒を上手にみることができないということが離婚のおもな理由であればなおさらです。離婚という難しい決心をしたあとも、さらに、元のパートナーと話し合ったり、意思の疎通《そつう》をはかったり、関わり続けなければならないのは、フラストレーションのたまることです。

❤「まさか離婚するなどとは、まったく想像したことさえありませんでした。私は完璧な人と結婚し、完璧な生活を送っていました――少なくとも外からはそう見えたでしょう。両親は私が幼いときに離婚したので、私は絶対に自分の子どもの生活がこのように複雑な状況になることはしないと決めていました。しかし、何年にもわたる結婚カウンセリングと失望と不幸のあと、私には結局この選択しかないとわかりました。自分が不幸せすぎて、そのことが、『そうありたいと願い、子どもたちのためにもそうあることが必要である母親』であり続けるために必要な私の能力に直接影響を与えるほどになってしまったからです。結婚生活を続けるための努力が、私の感情的エネルギーや自尊心をおおいつくしてしまい、私が子どもたちに与えてやれるものがとても限られてしまいました。今では、毎日起きて鏡を見て、そして自分自身を見つめることができるように祈ります。今では私は、自分がいい状態であり、子どもたちも無事にやっていけるだろうとわかります」

「夫はダニエルの育児に全然協力的ではありませんでした。私はまったくひとりぼっちで子育てをしていて非常に孤独でした。重要なことをすべてひとりで決めて、精神科医、心理士、作業療法士、小児科医、学校での面談すべてにひとりででかけました。パートナーであり手助けしてくれる人というより、私が面倒をみなければならない人がもうひとりいる感じでした。不思議なことに、今ひとりでいるのに、彼といたときほどの孤独感はありません。本当に深く失望させられた人と生活を共にするのはとても難しいことです。パートナーが子どもにとってよい親にはなれないという理由で、愛する人への尊敬を失うのは、この世の中で最悪の感情のひとつに違いありません。これはとても怖いことですが、私たちは大丈夫と信じるしかありません。ひとつだけはっきりいえるのは、私は今のほうが前よりずっとはるかによい親だということです。こわれかかっている夫婦関係について、悩み、それを救うために多くのエネルギーを費やす必要のない今では、私は子どもたちにずっと多くのものを与えてやることができます」

（ビクトリア）

元のパートナーとの関係がどうであろうと、お子さんのために、親としての関係を続けていくことは望ましいことです。治療上の決定やしつけ、日々の新たな生活上の困難に関して、お互いに意思の疎通をはかる方法を決めておかなければなりません。親の義務を分担して、お子さんの治療に関してはどちらか一方が責任をもつのか、あるいはふたりで責任をもつのか、どちらにしても、はっきりと意思の疎通をはかる方法があるようにしておかなければなりません。これが円滑にできていれば、お子さんが危機に陥ったときにすばやく対応できますし、また、お子さんがあなたとパートナーにそれぞれまったく異なることを言って、ふたりを操作したりすることもなく、お子さんの生活、気分、行動、そしてお子さんが何を必要としているかについての情報を追っていくことができます。

「ジョーダンは昨夜10時に父親の家から電話をかけてきて、退屈なのでどうすればいいのか教えてほしいと言いました。私は穏やかに、寝る時刻を2時間も過ぎているのでベッドに入るように言いました。薬を飲んだか（6時に飲むことになっていました）、宿題をしたかと尋ねると、彼女は怒って、『そんなことは言われなかった。ここにいるときはお父さんの決めたルールに従えばいいといつも言われている』と言いました。父親が何も言わなかったので、彼女は何もしなかったのです。父親が電話に出て、怒っている私に答えて言うには、他人の家のことにまで口をはさむなということでした。私は彼に、ジョーダンは家の一部じゃない、彼女は彼の子どもなんだということを思い出させようとしましたが無駄でした。私はこのようなことが彼との離婚の理由のひとつだと、自分に言い聞かせています。でも離婚したことで、ジョーダンの状況を悪化させてしまったのかもしれないと心配に思うこともあります」

（アリソン）

「ハイジは私たちが離婚したのをとても喜んでいます。彼女はわざと父親の家に忘れ物をしてきたり、一緒にいないほうの親に頻繁に電話をして文句を言ったり、私の私生活を詳しく父親に伝えたりします。彼女にとっては、ただの新しいゲームなのです。彼女には、私がどんなに悲しんでいるか、また自分の人生の大切な何かを失ったということがわかっていません」

（メレディス）

「私がひとりでカメロンの世話をしたほうがずっと簡単です。元の妻は、自分のかかえている問題で頭がいっぱいで、ほかの人の問題に対処することができないのです。彼女には相手をいつ訪ねるか予定を立てることができません。それでいつでも気の向いたときに訪ねてきます。でも私ひとりが親権をもってからは、私たちの生活はずっと順調に進んでいます」

（ジャック）

「息子が前夫の家にいるときには、私はひとりの時間を楽しみ、リラックスできるはずです。でも実際にはいつも、前の夫が電話をかけてきて、息子をうまく扱えないからどうしたらいいかと聞いてくるのではないかと心配してしまうのです」

（イベット）

お互いにコミュニケーションをとったり子どもの面倒をみたりすることをスムーズにし、かつ一貫性のあるものにするには、次のような方法があります。

○離婚の決議の合意に、子どもの治療に関する決定を含む親としての責任をどのようにするのかについてはっきり詳細に記載しておきます。たとえふたりで親権を共有するにしても、片方を子どもの治療に関する責任者として選定しておきましょう。

○子どもが片方の親と過ごすときの情報を共有する方法を考えておきます。電子メールやボイスメッセージは直接話すことなしに情報を共有できます。

○子どもの一日のスケジュールをできるだけ同一にしましょう。子どもは変化に適応するために十分につらい思いをしています。日々何が起こるか、その日その日の予定は何かを、子どもに確実に伝えましょう。子どもが見たいときにいつでも確認できるように、カレンダーに予定を記入しましょう。学校でそれを見る必要があるなら、かばんに予定表を入れておきましょう。

○学校や学童保育所の先生などに、誰が子どもを迎えに行くことを許可されているのか、あるいはされていないのか、子どもに関する決定は誰がするのかという情報やその他子どもに関する指示を正確に伝えます。変更があったらすべて学校に伝え、緊急時のためのすべての電話番号および連絡する順序を確実に伝えましょう。

○誰が何を支払うのかを決めます。自分ひとりでできなければ、裁判にもち込みます。学費の高い学校や治療費のかかる治療を決めた親が、その支払いをする親と同意に至るのが難しい場合には、子どものために毎月または毎年、資金を積み立てるという方法もあります。それぞれが積み立てる額や、その使い方をどのように決めるかについて、同意を得ておきます。

必要なときにお金を使え、その予算内で使い方の決定ができ、お金に関する頻繁な議論を避けられるので、離婚してからの子育てがはるかにスムーズになります。続けてお金を要求したり、前のパートナーとお金のやりとりをしないですむので、ストレスや争いがずっと少なくなります。

「私は娘の医療と教育に関して法に定められた決定権をもっています。しかし、元の夫は、毎月の養育費以外に何も私に払う必要がないと考えています。もし娘に問題があって特別の学校に行くことになったり、保険が適応にならない治療を必要とするとき、私の判断で何でも決定できます、ただその費用を払えないのです」

（チェイニィー）

○養育は権利ではなく特権です。子どもが元の夫の怠慢や不適切な行動のために危険に陥っているときには、どんなことをしてもそのような状態からできるだけ早く救い出しましょう。子どもにとって不適切であったり、危険であるとあなたが感じるすべての状況をそれぞれ書き出し、弁護士に報告します。元の夫が親権をもつことや子どもと過ごすことに反対しなければならないときが来るかもしれません。

第13章　自分の必要なものを手に入れる

ほかの誰もがそうであるように、あなたも健康で幸せになる権利があります。そのことは、あなたが親（とくに双極性障害の子どもの親）であり、たとえ双極性障害のお子さんを中心に生活のすべてが回っていたとしても、なんら変わることはありません。あなたが親であるという事実は、何をすることができ、何をすることができないか、また、できるとしたらいつできるのかの大半を決めてしまいます。あなたの予定の多くが、お子さんが必要としていることによって決まるので、あなたの仕事や健康、食事、それにほかのさまざまな個人としての生活が影響を受けるでしょう。実際、双極性障害の子どもを育てることを仕事と考えたほうがいいかもしれません。ほかの仕事と同様に、それを四六時中やっていることはできません。休息や休暇、それにうまくいったときのボーナスだって必要でしょう。

あなたの生活にはこのような極端なストレスが常にあるので、自分のことに気をつけることはとても大切です。もし、そうする権利があるということがその理由として十分でないと思うようなら、あなたがより幸せで、より強く満足していればいるほど、ほかの人の面倒をみるための肉体的、感情的エネルギーが増すのだ、と自分に言い聞かせましょう。自分のための時間がないように思えるかもしれませんが、自分で時間を作らなければなりません。時間ができるまで待っていてはいけないのです。

友だち

友だちは、あなたにとっても、お子さんにとってと同じくらい大事な存在です。あなたはお子さんの友だちの親と簡単に友だちになれるわけではありませんし、あなた自身の友だちとの付き合いを続けていくことが大切です。双極性障害のお子さんをもつと、誰が本当の友だちかが確実にわかります。友だちの中には、あなたのお子さんや、あなたの生活の激しさについていけない人もいます。理解があり、そして困ったときに助けてくれるよい友だちになってもらうように人に教えるには多くのエネルギーがいります。ですから、真に強く相互に満足のいく友情を育む準備のできている人と付き合うようにしましょう。

♥「私は心の中で、ほかの人の友情の定義は自分の定義と同じだといつも信じていました。自分の子どもがほかの子どもと違っているということを教えれば、ほかの人は理解して受けとめてくれるものと思っていました。外にあらわれるジュリーの行動を超えて彼女の心の中で何が起こっているのかを見てくれると信じていました。ジュリーはもともと私の一部だったのだから、私を愛してくれる人は私の子どもも愛してくれるものと思っていました。人は親切には親切で応えてくれるし、また面倒をみてあげれば私の面倒もみてくれるものと信じていました。

今わかっているのは、自分が信じていたことはすべて真実だということです。その秘けつは、このような信頼に値する友だちを見つけることです。よい人々、真の友だちになる能力をもった人は、私たちが望むほどそんなにたくさんはいません。偏見や無知、忍耐のなさなどにとらわれない人は、貴重であり、まれです。私は自分の人生でこれらすべての基準を満たし、それを超えるような友だちに会えて、信じられないほど幸運です。実際、彼らが、本当の友とは何かを教えてくれたのです。彼らは、どんなことがあってもずっとそこにいてくれて、その愛情と支援が揺らぐことは決してありませんでした。いつも電話の先にいてくれるのです。私が泣いたり、不平を言ったり、ただ自分がかわいそうになってしまったときに、話を聞いてくれました。ジュリーを愛するのが簡単ではないようなときにも、ジュリーを愛してくれました。私が1、2週間電話をしなかったり、彼らの生活の重要なことについて尋ねるのを忘れたりしてもわかってくれました。私が会う約束や誕生日や電話をすることやパーティーを忘れても、私を愛してくれました。また私が自分を愛していないときにも私を愛してくれました。私はこのような友だちのおかげで、前よりもずっとよい人間になりました。

残念なことに、すばらしい友だちを見つけるのは必ずしも容易ではありません。避けたほうがよいサインとして、私は次の3つがあることを学びました。偏見、無知、そして忍耐のなさです。そのおかげで、娘と私は無用な痛みを経験せずにすんだのです。ここにくるまでにどれだけ長い時間がかかったか、またどれだけ多くの友だち選びの間違いをしたかを認めるのはきまり悪いものです。今では、新しく会った人がこれらのあまりありがたくない性質をもっているとわかったとたんに、私はくるりとうしろを向き、走って、なるべく遠くに離れるようにします。そういう人を、理解があり、知識もあって、忍耐強い人にさせるのは、私の役目ではありません」

あまりに多くのことに、あまりに頻繁に関わっているので、そのすべてを胸から吐き出したくなることもあるでしょう。誰かが個人的なことをあなたに打ち明け、あなたもその人に打ち明けたくなることがあるでしょう。親は、とくに母親は、こんなふうにしてお互いの関係を築きます。それがふさわしい相手でさえあれば、それはとてもすばらしい経験です。とても開放的にものごとを受け入れているかのように見える人もいますが、残念なことに、人々は心の病を非常に恐れており、心の病について本当の知識のある人はとても少ないのです。あなたのお子さんのことを危険だとか、〝クレージー〟だとか考えるかもしれませんし、とくに子どもがいる場合には、あなたのお子さんを避けたがります。秘密を守れる人かどうかわからないのにお子さんの診断名を教えるのは非常に危険です。本当に信頼できる友だちであることを確かめてから、あなたの最も深く最も暗い考えを分け合いましょう。そうしないと、その人と話をしたことで、気分がよくなるどころかいやな気持ちになってしまうでしょう。

❤「精神の病をもつ子どもは、心を消耗させます。私たちがもっている肉体的、情緒的、霊的エネルギーには限りがあります。常に私のエネルギーを消耗させる人や、私のことを支えてくれない人、私のしていることについて私をよい気分にさせてくれない人と関わる余裕など自分にはないことを私は学びました。とても簡単なことのように聞こえますが、それを学ぶのはとても難しいことでした。またそのためには、自分に対する強い自信と親としての能力が必要です。私が関わる余裕のないタイプに当てはまる人であっても自分の生活から消し去ってしまえないような人、例えば、家族や学校の先生や隣人などもいます。このような人とは最小限のやりとりしかしません。礼儀正しく、だけど決して秘密は打ち明けません」

支援の輪

双極性障害の子どもがいる場合は別として、どんなにすばらしい友だちでも、あなたが必要とするすべての援助や理解をあてにはできないでしょう。双極性障害の子どもと生活し、子どもを愛することから生まれる困難な気持ちや感情に対処するには、正式な支援の輪を作ることが非常に大切です。必要な特別の援助を得られるように助けてくれる公式および非公式なさまざまな団体があります。

♥「『双極性障害の母親たち』の月例会から帰ってきたところです。出席した日の夜は、いつも心が消耗します。自分のことをふだんはたいてい、双極性障害の子どもの母親としては経験もあり知識もあると感じています。そして、すばらしい女性たち（そのうちの何人かは、私より10年、またはそれ以上長く、双極性障害と付き合ってきたのです）と数時間を過ごします。そして、『常に変化していて、ひとりひとり異なるもの』については専門家になれないということにすぐに気づくのです。

最悪の日々が終わり、レースの追い込みに入ったように感じることがあります。しかし実際は、私はまだ歩き始めたばかりで、水晶の玉でもない限り、これから何が起こるか、知識に基づいた予想をする方法もないのです。私はそこに出席している女性たちの目を見ますが、そこに秘められた感情のあまりの強さに、文字どおり目をそらさずにはいられません。それが痛み、恐れ、絶望、勝利、安ど、疲労のどれであっても、私にはなじみのあるものばかりです。彼女たちとの強い絆を感じます。あなたの状況を理解する人に多くのことを伝えるために、言葉はほとんど必要ありません。

これらのグループの人を外から見ただけでは、私たちを結びつけているのが何かを想像することはできないでしょう。タイプが違い、まったく異なる生活をしている私たちがすわって、笑ったり、冗談を言ったり、泣いたり、真剣に話したりしているのです。もし少し聞き耳をたてれば、耳を疑うかもしれません。自分を傷つけようとする子どもたち、精神科の病院、薬、夫、精神科医、そしてそのほか、何でも、その晩の話題にのぼった事柄などです。外からは、そんなふうには見えないでしょう、とくに私たちが自分たちのありのままの感情を吐き出しているときには。でもこれは、信じられないほど強くて、有能で、思いやりのある女性たちなのです。彼女たちがいなければ、私は生きのびるのに必要な術すべてをどのようにして得たらいいのかわかりません」

「私は母親仲間として、シンディに何をしてあげるべきか、何が重要ではないか、いつもわかっていました。でも、それだけでは十分ではありません。発達や情緒のステップを容易に乗り越えたふたりの子どもがいるので、私の経験に基づいた見通しは価値がありますが、必ずしも適切だというわけではなかったのです。ときには、ジュリーが私の同い年の息子と同じようなことをしたり経験したりしているのを指摘し、ジュリーに関するすべてが双極性障害なのではないことをシンディに思い出させようとしました。健康な子どもの親は双極性障害の子どもの親が経験するすべてのことに共感することはできません。幸運にも、私はジュリーが最悪のときを見てきました。また、ジュリーをどのように助けたらいいのかについて、シンディと何時間も何時間も解決策を考えました。私は、シンディがどのような状況に直面しているか話してくれたことをすべて信じました。それでもジュリーとシンディが経験している感情の深さを完全には理解できませんでした。シンディが双極性障害の子どもたちをもつ母親のグループを見つけたとき、私は彼女が自分に必要な新たな助けを見つけたのだと思いました。会に参加する前より終わってからのほうがストレスを感じていることも多かったのですが、説明しなくてもわかってくれる人や、こうなったらいいという理想ではなく現実について話のできる人をやっと見つけたのです。これで自分とよく似た人の生活を知ることで、シンディは自分の生活を振り返るチャンスを得ました。これは、ほかの友だちや家族にはできなかったことです。彼女が会のあとで私に電話をしてきて、会の様子を話してくれるのを、私は畏敬の念をもって聞いています。シンディは、友だちとして、また同じ母親であり彼女の支えになる人間として、さらにはひとりの女性として、私を必要としてくれます。しかし一方で、双極性障害に対処するための助けとして、このようなグループも必要なのです」（シェリル）

家族からの支援

両親や家族から、よい親、強い人間として見られたいという気持ちがあると、手助けが必要だということを認めたり、手助けを求めたり、実際に助けの手がさしのべられたときにそれを受け入れたりするのが難しくなることがあります。さらに、精神的な問題による嵐とそれが引き起こす生活上のひどい混乱から家族を守りたければ、家族からの支援を受け入れるのが難しくなるでしょう。自分の生活の中で、精神の病による影響を受けない部分を保つことも必要です。それでも、あなたたちの生活の困難な場面を家族に見せることができれば、彼らは、強力で、変わることのない貴重な協力者になることができるでしょう。

その一方で、両親やほかの家族に助けを頼み、それを受け入れることに抵抗がないならば、彼らに無理な要求をしないように気をつけましょう。彼らも双極性障害のお子さんに対処することでストレスを感じるようになるでしょうし、あなたやお子さんが対処していることに対して複雑な感情を経験し、彼らにもまた助けが必要となるでしょうから。

「私たちはシンディとジェフに赤ん坊が産まれるというニュースに大喜びしました。彼女の人生に深く関わりたいと思い、私たちは新しい赤ん坊のために自分たちの家に特別な部屋を用意しました。ジュリーが生まれたとき、私たちはまさしく、はじめての孫を待つ新米の祖父母でした。彼女が世界の中心でした。私たちはいつも彼女に会いたかったし、いつも一緒にいたいと思いました。彼女が成長の節目をひとつ越えるごとにワクワクしました。私たちにとって、ジュリーは、これまで産まれた赤ん坊の中でいちばん才能のある赤ん坊でした。彼女は非常に小さかったけれど、9カ月で歩き出し、その後すぐに文章を話しだしました。自分の大事な孫を見て私たちがどんなに誇らしく思ったか、孫のいる人にしか想像がつかないでしょう。彼女が才能のある子どものための学校（訳注　8ページ参照）に入学したとき、私たちは機会あるごとに彼女のすばらしい能力について自慢しました。

ジュリーが私たちの家に泊まったときや彼女の両親が休暇で出かけたときには、私たちは彼女を寝かしつけるのにかなり苦労しました。彼女の行動をコントロールするのはとても大変でした。でもシンディとジェフが疲労困憊《ひろうこんぱい》しているのを知っていたので、支えになりたいと心から思っていました。私たちはジュリーの感情の起伏の激しさをどう考えたらいいのかわからず、彼女の才能がものごとを難しくしているのだろうと思いました。

ジュリーが3歳のとき、シンディは答えを見つけようとあちこちの医師のところに行き始めました。

双極性障害の診断を受けたと聞かされたとき、私たちはショックで打ちのめされました。この小さな子どもは私たちの生活の光でした。彼女はすばらしいことをするだろうと思っていたのです。この診断がついたということは、私たちの夢がすべて打ち砕かれたということなのでしょうか。しばらくの間、彼女の未来が途方もなくすばらしいものではないかもしれないということを認められませんでした。私たちの心は、ジュリーのために、娘であるシンディのために、そしてジェフのためにも張り裂けそうでした。

ジュリーの面倒は私たちの手には負えないことがありました。手助けになりたいと思いましたが、しかし、実際にやろうとするとうまくいかないことが多かったのです。ジュリーはまったく自分をコントロールすることができなくなることがあり、彼女の両親が帰宅するまで、私たちの神経は完全に打ちのめされていました。知識を得ようと努力もしましたが、孫の世話をうまくできないことで挫折感を感じました。シンディは私たちが疲労困憊していることに気づいたようで、私たちに助けを求めることがだんだんと減っていきました。私たちがジュリーの面倒をみたときには、その間に起こった問題をシンディに話すことがためらわれました。彼女はすでに多くの問題をかかえていたので、さらに負担をかけたくないと思ったのです。私たちはまた、シンディが、私たちのかかえている困難を自分に言ってほしくないと思っていると考え、私たちがただ離れているべきだと思っているような気がしました。シンディが私たちから離れ、私たちを締め出そうとしていると感じたことが何度もありました。今では、彼女は最悪の状況から私たちを守ろうとしていたのだと話してくれます。今になってみると、私たちはシンディにもっとオープンであればよかったと思うし、彼女のほうも私たちに対してもっと遠慮をしないでいてくれたらよかったと思います。

家族に双極性障害の子どもがいるということは、叔父、叔母、いとこをはじめとして親戚の皆に大きな影響を与えます。双極性障害の子どもの祖父母にとって、これは確かに人生における非常に大きな挑戦です。あなたがこの病気を治すことはおそらくできないでしょう。あなたがもし私たちと同じようであれば、罪の意識や無力感を感じることもあるでしょう。家族の関係がかなり複雑になることもあります。ですから、家族全員が自分の感情を正直に包み隠さずに共有できることがとても重要です。そのような会話は難しいこともあるでしょうが、感情を抑えてため込んだり、はりつめた関係になってしまうよりは、ずっとましです。

今ジュリーは11歳で、いつも望んでいたような親しい絆が私たちとの間にできています。私たちは彼女と一緒に長い時間を過ごします。ジュリーは、私たちがいつも彼女のためにそこにいて、無条件に彼女を愛していることを間違いなく知っています。彼女が信じられないほどうまくやっているのを見て、とても誇らしく思っています。この頃は、ジュリーの将来に高い希望をもてる理由がたくさんあります」

（ジュリーのミミおばあちゃんとディおじいちゃんより）

子どもや家族のために、いつも何か生産的なことをし続けなくてはならないというわけではありません。自分自身のための楽しみやリラックスできること、満足な気持ちを作り出すことも、目には見えないながら生産的なことなのです。でも、たとえ自分の生活のバランスを保つことが大事だとわかっていても、どのようにしたらいいか答えを出すのは、なかなか容易ではありません。

生活のバランス

生活のバランスを創造するための第一歩は、実はたいていの人が軽視していることです。つまり、生活のバランスがあなたにとって何を意味するのかを決めることなのです。毎日あるいは毎週自分のための時間をとることでしょうか。家族だけではなく自分のために何かをするために自分の予定が変更可能であるということでしょうか。ストレスではなく幸福を感じることでしょうか。自分が何を望んでいるのかがわかれば、それを実現するために次のような方法をとることができます。これから述べるいくつかの項目についてはふだんから取り組んだほうがいいのですが、あなたの生活が忙しいということもわかります。ですから、自分にとっていちばん大事なことを選び、できるだけ多くそれをするように努力してください。あなたが自分を大切にすることは、お子さんが望ましい行動をとるための手本となっているのだと覚えていてください。

リラクゼーション・楽しみ

自分の気分がよくなることを何か毎日するようにしましょう。たとえ5分間でも自分を甘やかしましょう。日常生活の中には単純なことでもとても楽しいことがあります、例えばチョコレート、カクテル、昼寝、友だちとの夜の外出、足のマッサージやよい本などが、人生をまったく違ったものにしてくれます。あなたにエネルギーを与え、あなたがひとりの人間であることを思い出させ、お子さんやお子さんへの責任からあなたを切り離してくれます。簡単そうに聞こえますが、ストレスに満ちた忙しい一日の真っ只中では、こういうことはなかなか思い出せないでしょう。自分がリラックスするための時間を同じ時刻に毎日数分間とるようにして、ここで数分、あそこで数分、と思い出せるように、冷蔵庫にメモを貼りましょう。あるいは、毎日ほんの少しの間でものんびりするのに必要なことは何でもしてください。

「自分がこの病気の罠にすっかりはまってしまった感じがします。ただあちこちに出かけるだけでは十分ではありません。私は息子に必要なセラピーや薬の代金を支払うために今までよりもっと働かなければなりません。でも、息子には私と一緒に家にいる時間ももっと必要なのです。私がたとえどんなに注意を払っても、何かを見落としてしまいます。自分のことも大切にしないとだめよと言われると、私は叫びたくなってしまいます。自分を大切にするために立ち止まってしまったら、息子の病気による苦悩がさらにひどくなるという代償を払うはめになることが、皆にはわからないのでしょうか。それはとても難しいバランスの問題です。私は息子と自分を同時に大事にできるような方法を探そうとしています。これまでで私が見つけた唯一の方法は、映画です。ふたりとも映画を見てリラックスすると同時に、関心を自分以外のものに向けることができます。きっといつの日か、私も自分のための時間をもつようになれるかもしれません」

（モニク）

「息子を迎えに行って車の中で彼を待っているとき、とても不安になります。これから小さな竜巻を車に乗せるのだとわかっているからです。雑誌をもって、もう数分早く学校に着けば、リラックスして、その日最後の穏やかな時間を楽しめることに最近気づきました。彼を迎えに行くことを恐れるよりも、今はもっとリラックスしていて、忍耐力があります。ものごとは私たちふたりにとってよい方向に進んでいるような気がします」

（ハンナ）

肯定的な強化

誰でもときどきは、褒めてもらうことが必要です。あなたが求めなくても、あなたがしていることを肯定的な言葉で評価してくれる人が身近にいるといいと思います。現実的、かつよいフィードバックが聞きたくなったら誰に電話したらいいかをわかっているようにしましょう。

毎日自分自身を褒めるのも重要なことです。最初は奇妙に感じるかもしれません。しかし、定期的に「よくやった」と自分の背中を叩いてやるのはよいことです。自分たちを批判したり、子どもの不完全なことの責任をすべて引き受けたりするのは、親としての本能のようなものかもしれません。それに比べて、大変な仕事をどんなにうまくやり遂げているかを自分に言い聞かせたり自分自身を評価したりすることは、なかなか自然にはできません。でも、日々対処していることは、誰よりも自分がいちばんよく知っているのです。叫びたいと思ったのに我慢できた、その日しなければならないことがほとんどできた、適切なときに適切なことを言えた、困難な状況をうまくやりくりした、正しい決定ができた……などと認めることができるのはすばらしいことです。自分自身を誇りに思い、自分がやり遂げたことを認めて、それを評価するのは、気持ちのよいことです。

「ケイトの診断がついてから数年が経ち、もうこれ以上やっていけないと思ったときに、穏やかな感情がわいてくることに気づきました。同時に自分がかなりうまく機能できていることにも気づきました。もうこれ以上やれないような気がするときでも、実際にはやれているのです。いつか、今より楽になるということを、自分に思い出させる必要があるのです」（デール）

否定的な感情を認めること

お子さんを守り、気づかい、お子さんの将来の安全や幸福について心配することに絶えず気を配っていなければならないのは、疲れることで、ストレスにもなり、また憂うつなことでもあります。双極性障害自体や、それがあなたやお子さん、家族に与える影響を憎むことが、これから何度もあるでしょう。たとえそれがブラックユーモアの形であらわされたとしても、自分を責めないでください。多くの場合、泣くよりも笑うほうが楽なのです。もし、そのような気持ちになったら、このような感情を認め、それを改善しようとするほうが、無視したり抑えたりするよりもいいのです。そのような否定的な感情をもつのは正常であり、あり得ることであり、子どもに直接に向けられたものではないから、そのことで罪悪感を感じる必要はない……、そう認識することも役に立ちます。こういうことは、双極性障害と共に生きる現実に対してあなたがどう感じるかということと関係しています。自分の中にある難しい感情を他人に話して発散させるときは、あなたがお子さんをとても愛していて、ただ単に心の中の不安や緊張を和らげようとしているだけだということをよく理解してくれる人を相手にするようにしましょう。

「私は昔はとても幸せで、楽天的な人間でした。でも、その人はずい分前にどこかに行ってしまいました。今は強い敗北感を感じています。私はこの病気を憎みます」

（セレーナ）

「私はエミリーからエネルギーを吸い取られているように感じます。とても疲れてしまって、またこれを明日もやるなんて想像できません。ましてや、今後何年もこれが続くなんて考えられません」

（キャシー）

♥「私はときどき自分で〝あわれみパーティー〟を開きます。招待されるのは私だけです。そして、ひとりで自分をかわいそうと思って時を過ごします。子どもたちが学校に行っている間の2時間ほど、探せる限りいちばんばかばかしいテレビのトークショーを見たり、ただベッドに横たわって泣いたりします。電話にも出ず、自分以外とは誰とも口をききません。どういうわけか、そしてその理由が何であっても私にとってはどうでもいいのですが、こういうことをしたあとはずっと気分がよくなり、子どもたちが学校から帰ってくるまでには再び現実の生活に直面できるようになっています」

純粋で単純な楽しみ

困難な人生を生きのびるだけでは十分ではありません。あなたにも何か楽しみをもつ権利があるのです。お子さんと一緒に楽しめればすばらしいですが、実際にはどの親も子どもから離れて過ごす時間が必要です。少し離れていたいと思うのは決して悪いことではありません。精神病院で働く医師や看護師だって休憩をとりますし、一度に8～12時間しか働きません！

あなたにとって楽しいことは何か、そしてそのために時間とお金がどのくらい必要なのかを考えてください。温泉には行けないかもしれませんが、でも、ときどきのマニキュアなら、いいのではないですか。あなたとパートナーが週末に遠出することはできないでしょうが、夜のデートだって何もないよりはましです。長い休暇はとれないかもしれませんが、週末に出かけることはできます。家に誰もいないときによい本を読んだり、ジグソーパズルをしたりするのも、よい楽しみ方かもしれません。どんな楽しみでも、またそれに割ける時間が長くても短くても、単純な楽しみもなしに人生を過ごすことのないようにしましょう。楽しみの時間をもったことで、あなたはよりよい親になれるのです。

専門家の支援

友だち、家族、サポートグループがどれほどすばらしくても、双極性障害の子どもをもつ親に必要なすべての支援を提供することはできないでしょう。あなたにはおそらくほかの人でなく専門家と話すのが適切だと思われるような、多くの怖い考えや、激しい感情、複雑で選ぶのが難しい選択などがあるでしょう。専門家による対応が必要な心理的問題が生じてしまう危険性もあるくらい、あなたの日々のストレスは大きいのです。ある母親が、インターネットのチャットルームに次のように書いています、「双極性障害の子をもつことは、誰の精神衛生にも決してよいとはいえない」と。

危機に陥るまで待っていてはいけません。専門家による継続した精神科の治療はおそらくいずれ必要になるでしょうし、あなたもそれを望むようになるかもしれません。そのことで、毎日の生活によりよく対処できるようになるだけではなく、自分の危機も避けることができます。あなたのセラピストは、あなたにとって何が必要かとか、あなたの感情への対処に集中して取り組んでくれる、ただひとりの人なのです。もしそうでなければ、セラピストをかえましょう。双極性障害をもつ子の親としてのあなたの生活を支えられるセラピストを見つけるのは、お子さんのセラピストを見つけるのと同じくらい大切なことです。

薬による援助

薬を使わずにはお子さんが自分の感情や考えをコントロールできないことがあるのと同じように、あなたも薬なしではそれができないかもしれません。お子さんが必要な薬を使っていいように、あなたも薬を必要としてかまわないのです。友だち、リラックスする方法、サポートグループや精神療法だけでは、自分の責任を果たすために十分なほど安定していて、なおかつ、自分はこれでよいと感じることはできないかもしれません。もし否定的な考えや、エネルギーの欠如、感情の鈍麻《どんま》、不安、気分の浮き沈み、絶望感によって自分が正常に機能できないと感じたら、薬について医師に相談すべきです。

「セルトラリン（訳注　抗うつ薬の一種）を飲み始めたら、生活にまったく新しい見通しがつくようになりました。急にものごとがそれほど悲観的に見えなくなり、圧倒されるような感じもなくなりました。生活環境を変えたわけではないのに、何とかやっていけるような気がしてきました。自分自身に対

してや、自分が息子に対処する能力について、これまで長いこと感じていたよりもずっと自信がもてます」（ヘイリー）

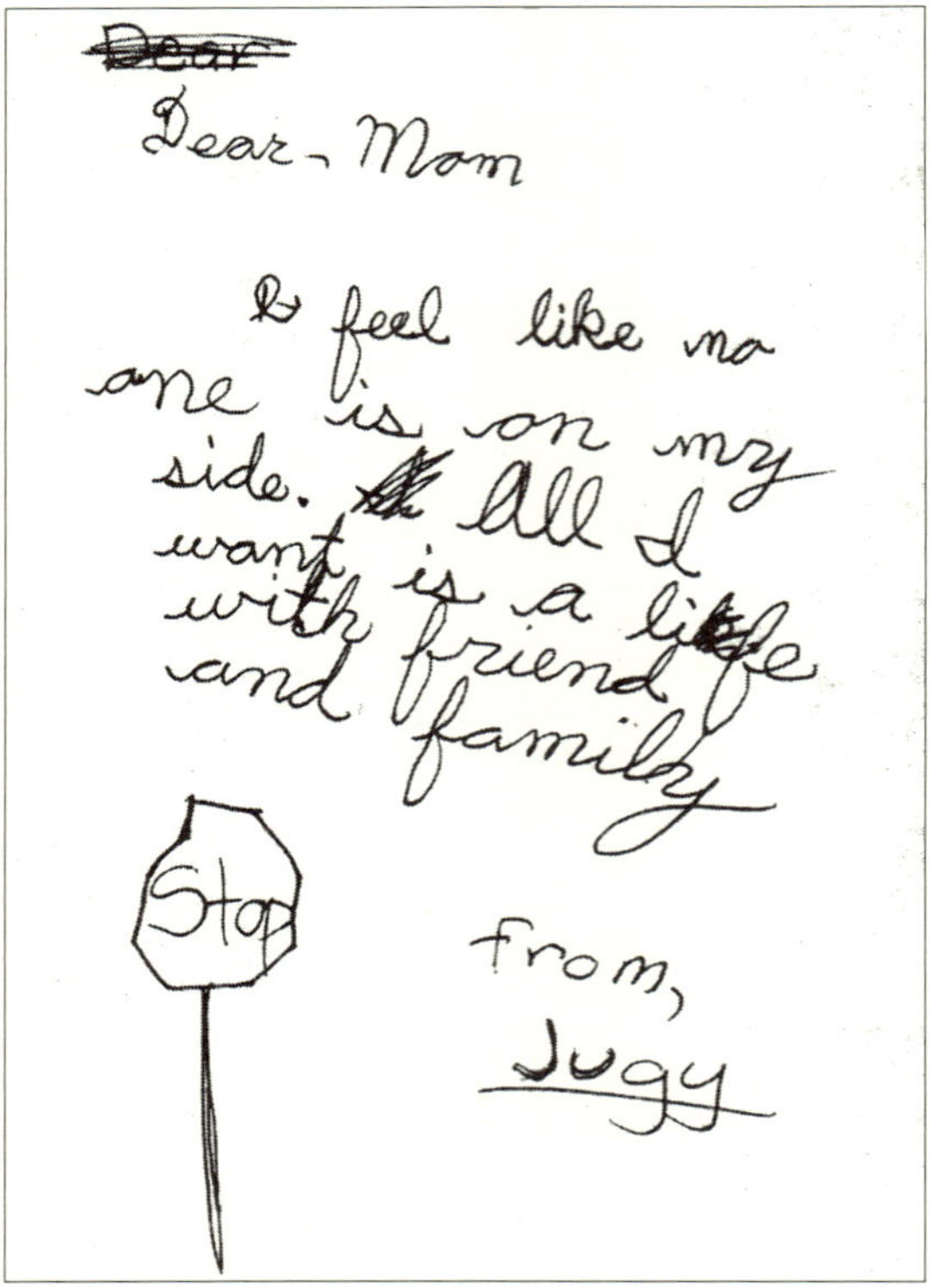
~~Dear~~
Dear, Mom

I feel like no one is on my side. All I want is a life with friend and family

Stop

from,
Jugy

大好きなお母さんへ

私は、誰もそばにいてくれないような気がするの。
私がほしいのはお友だちや家族と一緒の生活よ。

９歳のときのジュリーからのメモ

第6部　双極性障害をかかえて生きていく子どもを援助する

第14章　子どもの生活の現実

あなたの生活が双極性障害をもっていない子どもの親と違うように、あなたのお子さんの日々もほかの子どもとは違っています。あなたと同様に、お子さんも一日中挑戦しなければならないことや障害と直面しています。あなたがお子さんが毎日対処していることをよく理解すればするほど、お子さんをより上手に支えることができます。お子さんが毎日対処していることを知れば、あなたはお子さんの意思と行動を分けて考えられるようになり、その結果、目の前の状況にイライラさせられてもお子さんに対しては落胆せずにすむようになるでしょう。

この章で紹介する話は親御さんからのものも少し含まれますが、多くは、双極性障害をもつ子どもから直接寄せられたものです。また、これらは、自分のお子さんがどのような一日を経験しているかを理解する助けになるでしょう。**試してみましょう**という提案は、双極性障害の子どもが直面する状況に、あなたとお子さんが対処する際に役立つでしょう。それは簡単で可能な解決方法ではありません。むしろ、実際に試してみながら、お子さんに必要なことやお子さんの気分に何がいちばん効果があるかを見つけ出すためのものです。

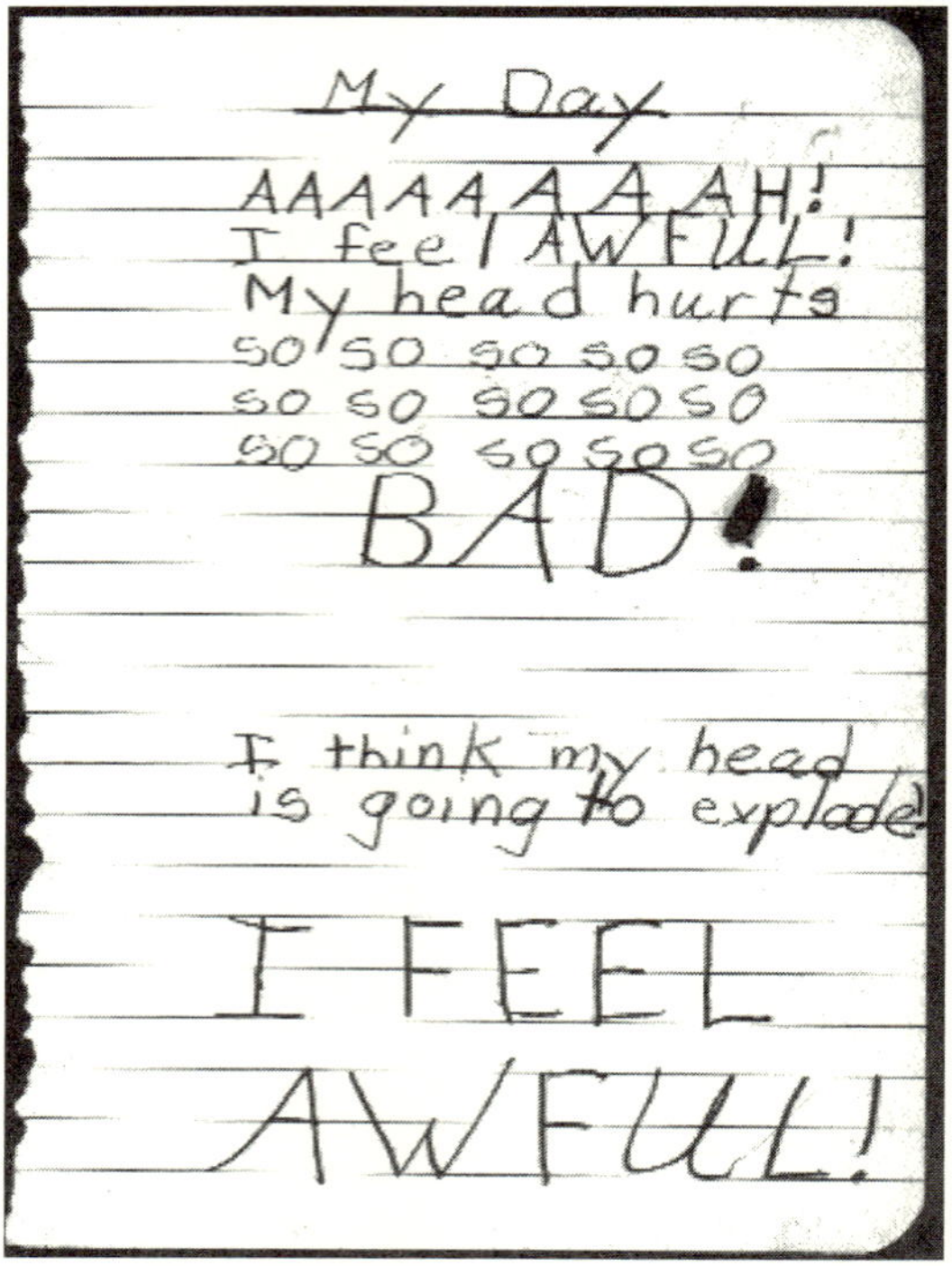

My Day
AAAAAAAAH!
I feel AWFUL!
My head hurts
SO SO SO SO SO
SO SO SO SO SO
SO SO SO SO SO
BAD!
I think my head
is going to explode!
I FEEL
AWFUL!

私の１日
ああああああああああ……！
私はとてもひどい気分！
頭が痛い……。
とても　とても　とても　とても　とても
とても　とても　とても　とても　とても
とても　とても　とても　とても　とても
悪い！
私の頭は爆発すると思う
私はとてもひどい気分！

ジュリーの10歳のときの日記の中の１ページ
「こんにちは、私はジュリーです。私は8歳で、双極性障害をもっています。これはとってもつらいことです。なぜって、薬をたくさん飲まなければならないし、お医者さんにも何度も診てもらわなければならないからです。本当にたくさんの助けが必要なんです。あなたの子どもも、そういう助けが必要かもしれません。私はときどきとても頭にきてしまって自分でもどうしていいのかわからなくなることがあるけれど、それでもみんなが私のことを愛してくれているのはわかっています。双極性障害をもっているみんなにアドバイスがあります。ただリラックスして、自分がしなくちゃいけないことをすればいいんです。難しいのはわかっているけど、自分の気持ちについてできるだけたくさん学べば、自分の気持ちをもっとコントロールできるようになります」

双極性障害の子どもの一日

以下は、双極性障害の子どもと親が日々よくぶつかる困難と、どうすればお子さんの生活を楽にしてあげられるかについてのアドバイスです。

起床

「朝起きるとき、頭がくらくらして起きるのがとても大変。朝はとっても疲れてて眠いから、目を開けることさえできません」（ジュリー、10歳）

「一日のうちでいちばんいやなのは、8歳のジェレミーをベッドからつれださなければならない朝です。ほんの数秒で、家の中が平和な状態から完全な混乱へと変わってしまいます。その前は静かで穏やかだったのに、彼が起きると、叫び声、どなり声、けんか、そして泣き声に支配されてしまいます」

（マヤ）

試してみましょう

目覚まし時計を少し早くにセットしておいて、お子さんが起きる前に何度か停止ボタンを押せるようにします。薬を飲んでいるなら、朝早めに起こして薬を飲ませ、それから少し寝かせてやります。時間どおりに起きられたときには、やる気を起こすごほうびをあげましょう。考え方を変えて、朝は一日の中でも不愉快な時間だとあきらめましょう。

朝の活動——着がえ、歯磨き、部屋の整頓、朝食、登校の準備

「毎朝準備をするのにとても時間がかかるから、家族みんなが私をからかうの。たんすや引き出しの中にある全部の洋服のことを考えるのがとっても大変なの。何を着たらいいのか決められない。いろいろな洋服が頭の中をグルグルして、ママが助けに来てくれるまで、たんすをじっと眺めて、ベッドにすわり込んでしまうの」

（デニース、8歳）

「毎朝僕の心に最初に浮かぶのは、死ぬこと。鏡の中の自分を見ながら、自殺することはできないんだと自分に言い聞かせる。ときどきは自分に『ストップ』って言うこともあるよ」

（ジェズ、10歳）

試してみましょう

前の晩にすべて準備しておきます。翌日もっていくものをかばんにつめ、着るものを出しておきます。翌日着ていく服を着て寝ることを許可しましょう。お子さんが見られるように、朝すべきことのチェックリストを作り、何をすべきか、いろいろ言わなくてもいいようにします。どんなに基本的なことでも、ひとりでできたら、ごほうびをあげましょう。本当に大切なことは何かを決め、そのことに集中しましょう。やらなければならないことも、学校から帰ってから、あるいは朝よりもストレスが少なくてより能率のあがる時間にするという選択肢を与えてあげましょう。お子さんの身じたくができていれば、たとえどんなに不機嫌であっても許してあげましょう。ほかの多くの親御さんよりも、お子さんが出かけるしたくをするのを手伝わなければならないことを覚悟し、そのことを受け入れましょう。

薬を飲む

「薬を飲むために、お昼の前に毎日保健室に呼び出されるのがいや。私は忙しそうにして、先生が保健室に行くように言うのを忘れてしまうようにするの。結局、いつも昼食の列の最後になってしまって、『なんで保健室に行くの?』って友だちに聞かれるのが本当にいや」

(ジュリー、7歳)

「友だちに薬を飲むのを見られると、とてもきまりが悪い。からかわれないか心配だし、病気だとかへんだとか思われないか、すごく心配になるの」

（モニカ、11歳）

試してみましょう

お子さんがすんなり薬を飲んだら、ごほうびをあげましょう。薬を飲まなければならない理由を上手に説明します。薬を飲めば〝怒りのボス〟になれる、またはもっと幸せな気分になれて、不安なことが少なくなる、などと話しましょう。薬を飲みたがらないことを容認してはいけません。医師にほかの形状の薬でもっと合うものを選んでもらってもいいでしょう。例えば徐放剤（服薬の回数を減らせる）にしたり、液状を錠剤に、またはその逆にしてもらう、などです。薬を飲む理由を聞かれたときにどう答えたらいいか、教えておきます。子どもの年齢や、どんなことなら安心して言えるかによって、説明の仕方は異なります。「特別なビタミン剤」という言い方や「あなたには関係のないこと」「私の気分をよくしてくれる薬」「ママが飲めと言うから」などというものから、脳化学の詳しい説明まで、さまざまです。どれがいちばんよいか、お子さんと話し合いましょう。前もって準備しておくことがとても大事です。

学校

「私は昔はとても頭がよかったの。でも今は、ほかの子のほうがどんなことも上手にできるみたいなの。私はクラスでいちばんばかになってしまったみたいなの」

（ジュリー、11歳）

「学校が終わり、ママが迎えにきてくれるのが本当に楽しみ。放課後はよい子でいるためにすごくがんばらなくていいから。一日中よい子でいようとするのは、とっても疲れる。だから、ただただ家に帰りたいの。帰れば、自由に怒ることもばかげたこともできるんだもの」

（ジョエル、9歳）

試してみましょう

特別な支援が必要な子どもに何が最適な学習環境であるかを判断することが専門の教育心理士やセラピストに相談しましょう。個別の教育プランを使うことや、特別教育クラス、学習障害に配慮してくれる私立の学校や、従来の学校形式ではない学校の選択など、お子さんに最適な選択肢を選ぶための方法を検討しましょう。お子さんが必要とする支援を得るために、必要だったら学校をかえましょう。テストや評価の結果をすべて保存しておけば、それを新しい先生たちに見せることができます。定期的に知能テストや心理テストを受けておけば、お子さんの能力の変化を即座に知って、対応できます。

お子さんの進歩や、そのとき何がうまく役に立っていて、何がうまくいっていないかの情報を共有するために、学校の先生や事務員さんたちと定期的に連絡をとりましょう。学校の先生は、子どもたちが学校でどのようにふるまうべきかを決め、それを子どもたちに守らせる権利と責任をもっているのだということを理解しましょう。学校の先生を支えれば、お子さんに親以外の大人がルールを決めたり指導したりするという経験をさせることができます。あなたと学校の先生が助け合い、コミュニケーションをとっていれば、お子さんが状況を操ってあなたと先生を対立させることにはならないでしょう。

お子さんがすべての面でうまくやれると期待しないでください。学校の先生と、お子さんが得意なこととそうでないことについての情報を交換してください。同級生の親御さんと話をして、与えられる課題の量、教え方のスタイル、クラスの中の人間関係について、彼らがどのように見ているかの情報を得ましょう。そうすることで、より多くの情報に基づいた決定をすることができます。双極性障害が原因ではない、もっと一般的なことが原因で問題が起こることもあります。そういうときに、苦手なことを今よりうまくやれるように指導するだけではなく、うまくやれていることを褒めることを忘れないように。

学校には、次のような協力を頼みましょう。

○子どもを先生のそばにすわらせる。いちばん前か、ふだん先生がいる場所から半径1.5メートル以内が適当。
○可能な限り、時間制限のあるテストをやめてもらう。
○不必要な書き写しや単調なことを書き続ける課題は避け、作文には追加の時間を十分とる。
○書く量を短くしてもらえば、完成までにかかる時間がほかの子どもと同じくらいになる。ただし長さを短くしても、内容の質や目標は高いままにする。

「学校では、キャリーはその気になれば何でもとてもよくできます。バランスよくいろいろなことができるのがいちばんいいというわけではありません。彼女は科学にとても興味をもっていて、何か偉大なことを発見するに違いないと思います。単語のつづりが苦手だとか、南北戦争がいつあったか知らないとか、幾何学についてまったく理解していないからといって、何だというのでしょう！」（ノラ）

「ジュリーと息子のジョーダンは、3歳のときから幼稚園そして才能のある子どものための私立の小学校の1年生まで一緒でした。ジュリーの母親のシンディと私は、子どもたちが学校の先生とどのようにやっているかや、宿題、学校での行動、学校への態度などについて、多くの情報を共有しました。私は、ジュリーの家での行動や家での大変な状態について、シンディが本当のことを言っているのだと、学校の先生に伝えなければならないことも何回かありました。学校の先生やジョーダンが言うには、その頃学校でのジュリーの行動はまったく正常だったので、先生たちはシンディの言うことが信じられなかったのです。実際に、ジュリーは明らかに非常な才能をもっていました。

3年生になったとき、ジュリーの才能があまり目立たなくなっただけでなく、彼女自身が何らかの学習障害を経験しているように見えました。かわいそうにシンディは、（才能のある子の親の立場だったのが、今度は学習障害のある子どもの親として）先生たちと教育上の問題について話し合わなければなりませんでした。そして再度、ジュリーの問題が双極性障害によるものなのか、それ以外のことが起きているのか、解明しなければなりませんでした。かわいそうにジュリーは、自分が聡明な子どもからのろまな子どもへと変わってしまったと確信しました。彼女の生活のほかの面も精神発達上の障害によって大きな影響を受けました。

子どもたちの教育に関わることのすべてを分け合っていたシンディと私は、ほんの表面的なことしか話さなくなりました。私は自分の子どもたちがどれほどうまくやっているかを話して、彼女の気持ちを傷つけたくありませんでした。彼女は私に、いろんなことを言わずにいるべきだと感じてほしくなかったでしょうし、また私は彼女が前と同じように私の子どもたちの進歩に興味をもっているのを知っていました。それでも、私たちの会話は以前と同じではありませんでした。どうして同じでいられるでしょう。私たちのかかえる問題や経験は、まったくの正反対といえるほど異なってしまったのです。それでも私たちは子どもたちがそれぞれどのようにやっているかではなく、学校との一般的な対応について話すようになり、私たちの会話がどちらにとっても役に立つことに再び気づいたのです」　（シェリル）

宿題

「宿題があまりに多くて、宿題をするときは不幸せでイライラするの。算数がとても苦手だから、算数の宿題をするのはとても大変で怖い。算数が全然できないから、落第するに違いないってわかっているの」　（ジュリー、10歳）

「やらなければいけないことがあるとそのことで頭がいっぱいになってしまって、始めることができない。ひとつのことを始められたとしても、ほかにもやらなくちゃいけないことが次々に頭に浮かんじゃって、やっていることに集中できないんだ」

（マーク、8歳）

「好きな科目なら、テストの勉強も簡単にできる。でも好きでないことをどうしてやらなきゃいけないのかわからない。先生は僕に、ばかげたことをさせるんだ。僕は人から何をするか指図されるのが嫌いなんだ」

（カイル、11歳）

試してみましょう

宿題をするのに最もよい時間帯を探しましょう。学校から帰ってきたら、遊び時間や、身体を動かすことから始めるのがいいかもしれませんし、宿題をすぐにやってしまうほうがいいかもしれません。いちばん元気なときに宿題をさせてあげましょう。それは夜9時かもしれません。毎日決まった時間帯に、決まった場所で週4回宿題をする習慣をつけましょう。宿題がないときには、その時間を読書に使います。宿題の量に圧倒されてしまうことが多いので、課題を細かく分けてあげましょう。今取り組んでいるもの以外の課題は見えないようにします。しなければならないことすべてに優先順位をつけて、表を作ります。今やっている以外の宿題は片づけておきましょう。時間割かチェックリストを作り、それができたときにチェックできるようにしておきます。大学生や時間に余裕のある教師に頼めば、宿題をめぐって争う必要がなくなり、お子さんとの争いの原因がひとつ減りますし、家族以外の人とのほうが勉強がよくできるかもしれません。学校にも助けてもらいましょう。お子さんに合わせた宿題の出し方が必要かもしれません。

先生に次のような協力をお願いしましょう。

○宿題が難しすぎて、子どもが圧倒されてしまったり、限界を感じたり、全般的に調子がよくないときには、宿題の量を調節したり、短くしたりしていいと許可する。
○わかりやすく書かれた課題を出す。
○やるべき宿題の優先順位をつける。
○大きな、または長期にわたる課題は細かく分け、それぞれの提出日を決める。
○よくできた宿題の例を提示する。
○ときには子どもが口頭で答えて、ほかの人がそれを書き取ることを許可する。
○コンピューターを使うことを奨励し、手書きの量を減らす。

課外活動

「野球の練習をしているときに、ときどき泣き出しちゃうことがある。自分でもどうしてかわからないんだ。ママは『なんだかとても悲しいけど、その理由がわかりません。でも少しすれば大丈夫です、そう言いなさい』と言うんだ」

（ジョン、６歳）

「サマンサはチームスポーツが苦手です。時間内に準備することができません。コーチがチームのみんなに話しているとき、注意を集中することもできません。順番を待つことにもイライラしてしまいます。こんなつらい思いをするだけの価値がスポーツにあるとは思えません。彼女は楽しい思いを全然していませんし、家族は練習や試合のたびにストレスを感じています」

（サンディ）

試してみましょう

お子さんが本当にそれをやりたいのかどうかを確かめましょう。課外活動には大きな努力を要するので、お子さんが本当にやりたいと思うことでなければなりません。お子さんの能力について、現実的になりましょう。日々の生活、学校、家族とのやりとりだけで、精いっぱいかもしれません。課外活動はおまけにすぎません。ほかの子どもが皆やっているからといって、お子さんもやらなければならないということはありません。もし課外活動をさせるのなら、チームでやるスポーツよりは個人でやるスポーツのほうがいいかもしれません。そうすれば、お子さんは対人関係に注意を払わないですみます。ボランティアとして課外活動に参加すると、お子さんがどれだけうまくやっているかを見たり、監督したりできます。家でやる趣味のほうがいい場合もあるでしょう。別の方法としては、一日のうちでお子さんの調子がいちばんいいときに合わせて課外活動を計画することです。お子さんがひとつの活動から別の活動へすばやく移らなくていいようにしましょう。双極性障害の子どもには、ひとつのことから別のことへ注意を移すのが難しいことがあります。

医師の診療

「放課後、ほかの子は外で遊んだり、サッカーの練習に行ったりするのに、僕はつまんないお医者さんのところに行かなくちゃいけない」

（シェルビー、7歳）

「あのまぬけは、私の血をとるのに両腕に2回も針を刺したのよ。あんな人、大嫌い」

（ジュリー、8歳）

「僕たちがすることといったら、あの人のつまらない部屋にすわって話すことなんだ。竜みたいな目をしていて、本当に難しい話ばかりしたがるんだ。こんなのは全然僕のためにならない。なんでこんなことをしなくちゃいけないの？　薬は僕をよくしてくれるけど。どうしてママは僕をそこに連れていくんだろう」

（ジャスティン、10歳）

試してみましょう

一日の中でお子さんにとってあまりストレスのない時間に予約をとりましょう。楽しいことも加えたり、診察の前とあとにごほうびをあげることなどを取り入れた診察の習慣をつけます。コンビニで好きなキャンディーを買えるとか、映画のビデオを借りるとか、ショッピングセンターに寄ることなどもいいでしょう。もしお子さんが診察の前あるいは診察中によくない態度をとったら、診察後のお楽しみはやめます。お子さんの態度が悪いからといって、診察をキャンセルしてはいけません。医師がお子さんの最悪の状態を見るのはよいことだからです。また、もし一度でも診察をキャンセルすれば、お子さんはまた診察をキャンセルさせようとするでしょう。それが適切であれば診察中の大変なとき（例えば、採血しているときなど）に、診察後の楽しい活動をお子さんと話すことで気分をまぎらわせてあげましょう。予約するときは、可能な限りお子さんの意見を聞いてあげましょう。例えば、診察の前かあとのどちらに採血するのがいいかを尋ねてあげます。小さなオモチャをいくつかもっていき、検査の最中にもっていたり遊んだりできるようにします。自分の身体や気分や薬についてお子さん自身が聞きたいことをリストにしてもたせてもいいでしょう。あなたがお子さんの代わりに話すのではなく、お子さんが医師と直接話せるように応援しましょう。

友だちとの時間

「僕には友だちがいないんだ。みんなに嫌われてる。みんなはいつも僕のことを怒るんだ。友だちなんて、大ばかだよ」

（ジャック、11歳）

「私はサラが大嫌い。サラは私と二度と遊びたくないと言って帰ったの。サラが私のやりたいゲームをしないから，私はサラを叩いてベッドから押し出したの。サラのゲームはほんとにばかばかしくてつまらないから，そんな遊びをしたいと思う人なんていないわ。だけど今，私は理由もないのに罰を受けているの。私に親切にしてくれなかったサラのほうが悪いのに」

（コートニー，10歳）

「僕はほしいものを手に入れられるんなら，どんなことでもするよ。自分のやりたいことをするために何を言えばいいのかだって，ちゃんと知っている。おもしろいから友だちの気分を悪くさせることもある。僕は自分が友だちにどんなことをさせられるかを見るのが好きだ。ママはそんなふうに人を操作するのはやめなければいけないと言うけど，でもやらずにはいられないんだ」

（ブライアン，12歳）

試してみましょう

お子さんがまだ小さくてお子さんの友だちをあなたが選べる場合には，友だちを慎重に選びます。お子さんが自分で友だちを選ぶ年齢になっていたら，どの友だちとの付き合いを親として後押しするか考えましょう。あなたとお子さんにストレスを与えるたくさんの友だちがいるよりも，少数のよい友だちをもつほうがいいでしょう。遊びの中身に合わせて，それに合った友だちを呼びましょう。例えば，プールに行ったり，家に泊まりっこをしたりするのによい友だちもいるでしょう。子どもだけで呼んだほうがいい子もいれば，親が一緒のときに呼んだほうがいい子もいます。一度に何人くらいの友だちを呼ぶかに配慮しましょう。たぶん、ひとりかふたりがいちばんいいでしょう。友だちとの遊びの計画を立てて、何をして遊ぶか選べるようにしておきます。何をして遊ぶかを友だちと相談して決めることが、とても大変になってしまうことがあるからです。お子さんが友だちの家にいくよりも、友だちを家に呼びましょう。外で一緒に遊ぶ約束をしたときには、そばで見ていましょう。トラブルが起きたら、すかさず割って入って、子どもたちがまたうまく遊べるようにします。そのときに何が適しているかによって、よりルールのはっきり決まった活動（ボードゲーム、映画、ショッピングモールやおもしろいレストランへの外出）、あるいは枠のゆるい活動（遊び場に行くとか自転車に乗る）を勧めましょう。遊びのあとで、何がうまくいき何がうまくいかなかったか、また、もし同じような難しい状況になったらどのように対応するのがいいのかを、お子さんと話し合います。お子さんが友だちに家に帰ってもらいたいと思っていることを、友だち本人の前で表に出さずにあなたに伝えるための合図を決めましょう。お子さんの行動が手に負えなくなったり、手に負えなくなりそうなとき、お子さんの友だちを家に帰せるように、その友だちの親に必ず家にいてもらうようにします。お子さんの友だちの親すべてにお子さんの双極性障害のことを話す必要はないことを覚えていてください。そうすることが必要で、役に立つと思えるときにだけ話しましょう。

♥「親は自分の子どもにいつも最高の遊び友だちを求めるものです。ジュリーのような子どもにはよい遊び友だちがなおのこと大切です。残念なことに、彼女は自分の思いどおりになる友だちにひかれるようです。寛大すぎるほどの友だちも好きです。私たちはいつも自分の子どもたちを守ることを考えていますが、ジュリーが付き合う子どもたちを守ることにも全力を注がなければなりません。この病気は彼らが負うべき重荷ではないのですから。ジュリーの行動が彼らを不安にさせたり怖がらせたりすることもあるでしょう。彼女はもう8歳ですが、私は彼女がほかの子どもと遊ぶのをずっと監視しなければなりません。私は彼らの遊びが悪い方向に向かうときの前兆がわかるようになりました。彼女の気持ちをほかの方向に向けられるときもありますが、それができないときもあります。

このほかにも心に留めていることがたくさんあります。年上の子どものほうが遊び相手としてはいいようです。年が上の分だけ精神的にも大人で、難しい子ども同士のいざこざにも容易に対応できるようです。年齢が上の子どもたちの親にはゆとりがあり、子どものあまりよいとはいえない行動にも、理解があるのです。小さな子どもしかいない親は経験が少ないので、子どものそれぞれの年齢で何が正常な行動なのかがわかりません。彼らには子どもにこのようになってほしいという理想ばかりがありますが、それが現実とは違うということが、私たちにはよくわかっています。

私には、信頼し、尊敬し、意思の通じ合えるようになった親たちがいます。遊びがうまくいかなくても、その親が彼女や私に親切にしてくれる家では、安心してジュリーを遊ばせることができます。また、できるだけジュリーと彼女の友だちを自宅で遊ばせるようにもしています。そうすれば私はジュリーの行動をコントロールできますし、もしジュリーが気持ちをコントロールできなくなったとき、私がそばにいて助け、守ってやれるからです。

私は、自分の友だちがジュリーを愛そうと努力し、理解し、ジュリーに対して忍耐強いのと同時に、ジュリーの行動から自分の子どもを守っているのを知っています。これは私にとって大変つらいことです。私の小さな娘がどれだけ他人をひどく傷つけることがあるかを知るのはとても心が痛むことです。私やジュリーと友だちでいることが容易ではないということは、あなたにも想像できるでしょう」

「マリアが8歳のとき、私はきょうだいの中でも年の幼いほうの子どもたちと彼女を遊ばせることを好みました。親は年長の子どもの行動に大きな期待をもちがちです。でも小さな子どもたちの相手をするとき、親はもっとリラックスし、子どもの行動について寛容でいられます。だから、行動が完璧でないときのマリアのことも、理解しやすいようなのです」

（シェリー）

夜

「心の中を数百ものたくさんの考えがぐるぐる回っているときに眠るのは、すごく難しいよ。頭の中に考えることがたくさんありすぎて、リラックスできないし、眠れないんだ」

（ジョセフ、8歳）

「私以外の家族はみんな眠っている。私はひとりぼっちで、とても怖いの」

（ジュリー、10歳）

試してみましょう

一定でイライラさせない音（例えばホワイトノイズを録音したCD、またはビデオ）は、お子さんをびっくりさせるようなほかの音を聞こえなくしてくれます。ベッドに入っていなくても自分の部屋にいるようにさせ、眠れなくても自分のベッドに横になるようにさせます。眠れないとき、ベッドの中で遊べるように、ベッドの近くに本やオモチャを置きます。部屋にはリモコンのついたテレビを置きましょう（訳注　一定した睡眠のパターンを作るためには、部屋にテレビを置いたりするのはあまりよいことではありません。眠くなるように、眠りにつく前の習慣、例えばゆっくりお風呂に入るのも効果的です）。夜の間子どもに入ってほしくない場所には鍵をかけましょう。外に出ようとしたときわかるように、ドアにアラームをつけましょう。部屋で何をしているのかわかるように、部屋の中の音が聞こえる赤ん坊用のモニターを使うのもいいでしょう。

♥「ジュリーが寝つけるまで彼女をベッドに入れておこうとして、私は必死でした。それまでの主義に反して、子ども部屋にテレビを置くことにし、小さなテレビビデオを買いました。それはアンテナとつながっていないので、映画しか見られません。少なくともジュリーが何を見ているのかをチェックしたいと思っています。彼女が夜中に眠れないとき、リラックスして静かに何かをすることができるという点でとても役立っています。このように、以前には考えられなかったことをすることもありますが、これまでの私のルールは全然当てはまらないのだと自分に言い聞かせています」

子どものための枠組みを作る

もちろん、ある状況下で何かがうまくいったとしても、その状況はいつかは変わってしまうでしょう。大変なのは、何が役に立ち何が役に立たないかを見つけるために少しずつ状況を変化させていきながらも、役に立つことについてはその状況がなるべく変わらないようにすることです。あなたは自分のすることなすことすべてを常に調整しなければならないように感じるかもしれません。しかし、それがお子さんの日々の困難に対処するあなたの日常なのです。

双極性障害をもたない子どもの親は、規則や毎日の日課に例外を設けることができるでしょう。しかし、あなたにはそれができません。ほかの親は子どもに、なぜ状況がいつもとはちょっと違っていて、だから違った日課であってもかまわないことや、次の日にはいつもと同じ日課に戻る、ということを説明できます。子どもはもしかしたら少し文句を言うかもしれません。でも簡単に元の日課や規則に戻るでしょう。一方、もしあなたがたった一度でも規則を曲げたら、お子さんはそれを決して忘れないでしょうし、ましてや、あなたが規則を破るなどはとんでもない話です。あなたが新しい前例を作ってしまったことになるのです。お子さんはあなたが再び折れて言うことをきくまで、ひどいかんしゃくを起こし続けるでしょう。なぜなら、あなたが一度例外を許したために、また規則を曲げてくれるかもしれないと思ってしまうからです。したがって可能な限り、いつもものごとを同じにしてください。お子さんが何を期待すべきか、変えられることと変えられないこととの限界は何かをよくわかり、自分がコントロールできることとできないことが何かを理解すればするほど、あなたとお子さんの毎日が穏やかになっていくでしょう。

双極性障害をもつ子どもとそうでない子どもへの対処には、多くの違いがありますが、一方で多くの類似点もあります。一般的な子どもの成長発達に関する本を読んだり、子育てで起こってくることを双極性障害をもたない子どもの親とも話し合うようにしましょう。あなたが直面するお子さんの行動上の問題の中には、社会的、知的にも年齢相応で、すべての子どもが経験する範囲内に入るものもあります。あなたがお子さんを助けようとするとき、それが双極性障害の症状であるのかそれともふつうの難しい行動であるのかの違いを知っていることはとても役に立ちます。

第15章　困難なときをどう乗り越えるか

非常に困難な状況に対処する

ほとんどの子どもや親は、子どもが難しい年頃になったり、人生の大きな転換点に立ったり、気分のむらが激しい時期などに困難を経験します。あなたは、双極性障害との日々の戦いに加え、このような一般の親が経験するのと同様の困難な時も経験します。ふだんの困難のレベルをはるかに超えた大変な時期もあるでしょう――それはお子さんの行動や感情の問題がよりひどくなったり長く続いたりするときです。

何か特別な事件だったり、ストレスの多い時期だったりの困難な時期に直面したとき、難しいことではありますが、その嵐に巻き込まれないことが大切です。それはあなたの困難ではなく、お子さんの困難であることを忘れないでください。あなたの感情がお子さんの感情と一緒にエスカレートしてしまうと、気持ちを落ち着かせるのに、ふたりともが苦しい時間を経験することになります。それよりも、「お子さんの安全を守る以外にあなたにできることは何もない」とても悪い状況が生じるときのサインを見つけることに努めてください。このような最悪の状況の真っ只中にいるときは、たとえ実際には何もできることがなくても、自分はできる限りのことをしたのだと自分に言い聞かせてください。もちろん、これは言うのは簡単ですが、実行するのは難しいことです。ひどく不愉快で恐ろしい気持ちに直面しているお子さんを助けられないことに罪の意識を感じないでいることは、とても難しいことですから。

次に、その問題からあなた自身を精神的に切り離します。お子さんの行動はお子さんの意図とはお

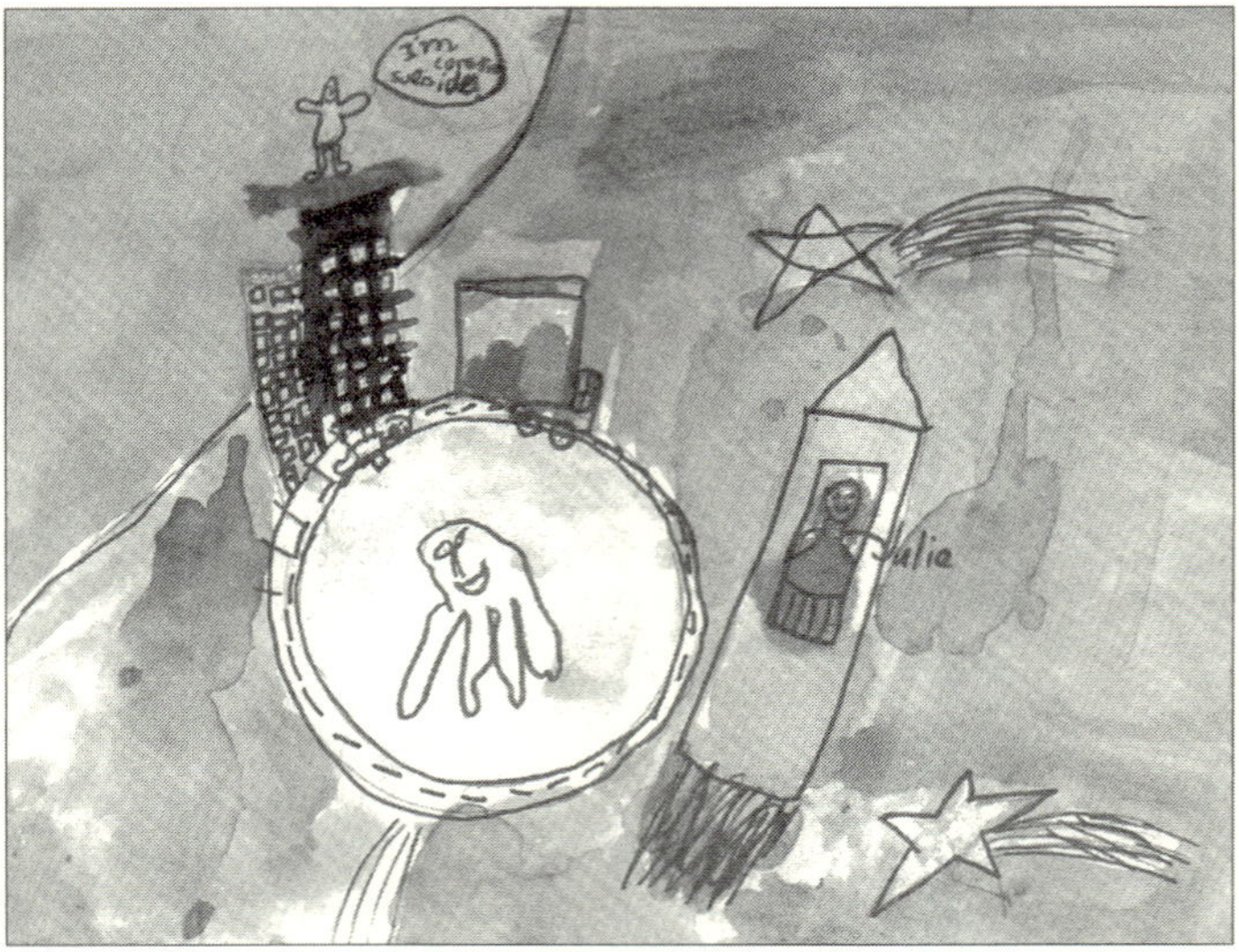

ジュリーが3年生のときの美術の教師は、この絵をとっても気に入っていました。学校の壁に1カ月以上かけてありました。建物のてっぺんにいる人が「私は自殺をするところなの」と言っていて、その下の路上に死体が横たわっているのに、先生は気づいていませんでした。

そらくずいぶん違うということを思い出すように努めましょう。お子さんはあなたの気分を害しようとしているのではなく、ただ難しい感情をかかえていて、自分をコントロールできないのです。これはお子さんの頭の中の化学反応の問題なので、お子さんのためにいつもそこにいて、お子さんを愛していること、そしてお子さんが問題を起こそうとしてそうしているのではないとわかっていることを伝えて、安心させてあげること以外には、お子さんの気分をよくするためにあなたがしてあげられることは何もありません。穏やかに、冷静に、落ち着いているようにしてください。そうすることで、あなた自身とお子さんを守ることができます。また、そのときの状況をよく覚えておいて、お子さんの行動日記に書き止め、それをセラピストや精神科医に伝えます。

お子さんの怒りや悪い行動にとらわれずにいられても、ものごとにネガティブな感情をもたないでいるのは難しいことです。どんな親でもつらいときには、「どうして私は子どもをもったりしたのだろう」「こんなひどい目にあうようなどんなことを私がしたというのだろう」「子どもが自分で自分の面倒をみるか、どこかへ行ってしまえば、平和で静かになるのに」などと考えてしまうことがあります。これはまったく正常な感情です。精神発達障害をもたない子どもの親より、あなたはこの種の感情を頻回に経験するかもしれません。このようなネガティブな感情がわいたときには、それらを抑えたり罪の意識を感じたりする代わりに、それを認めて、それと取り組んだほうがいいのです。怒ったり、気分を害したり、憤慨したりするのは、当然の権利です。

お子さんを愛していないということではありません。前にも言ったように、この種の感情をもつことに対する罪悪感を克服できれば、これらの感情を乗り越え、それが起こるのを防ぐ努力ができるようになります。

♥「ジュリーは私と車に乗っているときに、よく自制がきかなくなったものでした。そんなとき、私は自分の車の中に閉じ込められた囚人のような気分になりました。状況がエスカレートしてひどくなると、私は彼女を無視して、彼女の声が聞こえないふりをしました。それでも、私の心が彼女の言葉のひとつひとつに殴りつけられているように感じました。それはふつう、夕飯に何を食べるとか、髪が静電気で絡みついているとかいう些細なことで始まりました。彼女はすべてを私のせいにしました。なんてひどい母親なの、とよく言われたものです。どこかよそに住むことや家出をすることについても、口にしたものです。『ママは私を愛していない』『私のために何かしてくれたことがない』と言われたこともあります。それは車に乗っている間ずっと続く、情け容赦のない、言葉での攻撃でした。

とくに忘れられないのは、これまで見た中で最高に美しい夕焼け空のときでした。美しいオレンジとピンクの雲は信じられないほどの輝きと光をあたりの景色に投げかけていました。どこからだったか覚えていないのですが、車で帰宅する途中で、ジュリーがかんしゃくを起こし始めました。たちまち自制を失い、泣き叫び続け、叫び声がしだいに大きく、また長くなっていきました。それはとても激しくひどいもので、私は自分の気が狂ってしまうのではないかと思いました。私が何を言っても、状況は変わりませんでした。彼女は『あんたなんて大嫌い、あんたなんて大嫌い』と呪文を唱えるかのように何度も何度も繰り返しました。

とうとう、私は道路の脇に車を止めて、携帯電話をとりあげ、車から降りました。心臓は激しい鼓動を打ち、私は泣き始めてしまいました。その間ジュリーは、車の窓を両足で蹴って、窓の内側に唾を吐きかけ大声で叫び続けました。私は親友に電話して言いました、『私の話を聞いてくれなかったら、私は彼女を殺しちゃうわ！』。言うまでもなく、親友は私が落ち着いて元気をかき集めるまで私と話をしてくれました。私は車に戻り、運転して家に帰りました。そして、娘に何が起こっているのかあれこれと考えました。家に着くとすぐに、ジュリーの機嫌はなおり、まるで何ごともなかったかのようでした。私はまるでトラックに衝突されたかのように消耗し、落ち込んで、混乱しました。これが6歳の子どもだとはとうてい信じられませんでした」

難しい決定をする

お子さんがふつうよりも激しく、長い、もしくはふつうより頻繁に困難な時を経験しているようなら、治療の面から、また子育ての方法から考えて、何か追加の、またはこれまでとは違った対処法をとるべきか、決めなければなりません。残念なことに、双極性障害に対処するときにはお互いに影響し合っている多くの因子があるので、困難な状況のすべてを改善するような解決法はありません。森全体にとらわれて，１本１本の木が見えなくなってしまうようなこともよくあります。問題に圧倒されたり，適切な解決法を見つけることができないときには，その状況から精神的に距離をおくようにします。できれば，何が最も重要で，決定的で，何が人生に大きな影響を与えるかを明らかにします。それにどのように対応するかの選択肢を検討しましょう。それから，個々の選択肢がほかのすべての問題の解決になるかどうかを評価しましょう。それぞれの方法のよい点悪い点を書き出すことも役に立つかもしれません。すべてに当てはまる解決法を見つけることはできないかもしれませんが，バランスを考えてその状況に取り組めば，最良の選択ができるでしょう。

いったん決めたあと，違った選択のほうがよかったのではないかと思ったり，事態が望んだように運ばなかったときに，まったく間違った選択をしてしまったと考えてしまうのは，自然なことです。私たちは皆，こんなふうに迷うことがあります。双極性障害をもっていない子どもの親でも同様です。生涯にわたって副作用を生ずるような薬を飲むか飲まないかなどという決定をしなくてもすむ，という点が違います。双極性障害の子どもをもつ親が選択を間違えると，子どもへの悪影響はとても大きくなってしまうでしょう。

自分の決定を見直す必要性を感じたら，その決定をしたときの状況を思い出してみましょう。そのとき，どんな情報がありましたか。最も大きな問題は何でしたか。ほかにどんな選択肢がありましたか。専門家は何を勧めましたか。より多くの知識を得て，自分の決定の成り行きを見たあとでは、間違った決定をしたように思えるかもしれませんが、その当時もっていた情報で、あなたはおそらく最良の決定をしているはずです。ここまで本書を読み進めてきたのですから、あなたは衝動的な決定を下したり、子どもにとって最善ではない選択をするような親御さんではありません。起こってしまったあとであれこれ言うのはたやすくても、予測をすることは困難なのです。情報や経験を取り入れ、この次、あなたやお子さんが困難に陥ったときに、それを使いましょう。そのときの状況や選択肢はまったく違うかもしれませんが、最良の選択をするのに必要な手順は同じです。

「アシュレイの状態が突然ひどく悪化しました。私たちから見ると、ほぼ1年ほど続いた比較的落ち着いた期間のあと、急にまったく自制を失ったように見えたので、急いで何かの対応策をとらなければなりませんでした。ちょうど成長時期で、薬の量を調整したばかりでした。卒業前の最後のテストを受けるところでしたし、2週間後には長期の家族の旅行を計画していました。そして夫は出張で海外にいました。私は気が動転しました。すぐに入院させるべきか、それとも薬の量について再度話し合うため小児科医と精神科医の診察まで待つべきか、成績のことはともかく彼女を家においておくべきか、学校でのストレスが多すぎると考えて、学校の先生にテストまでもう少し時間をもらえるよう頼んでみるべきか、集中的な治療が必要であると判断して、旅行日まで14日もないので予約金が返ってこない旅行のキャンセルをするべきか……。ただちに何かの手立てをとる必要がありましたが、週末だったので、いつもの精神科医ではない医者が当直でした。夫とは連絡がとれませんでした。アシュレイは知らない人から見ればそれほどコントロールを失っているようにも自殺したがっているようにも見えない状態だったので、彼女を救急外来に連れていくことはためらわれました。何よりもまず、彼女を理解していて、双極性障害についての知識のある専門家が必要だと、私は決心しました。かかりつけの医師に連絡をとってくれるよう当直の医師を説得しました。そして月曜日の朝一番の予約がとれたのです。学校に電話をして、月曜日に欠席すること、そしてできれば追試験をしてもらえないかと伝言を残しました。それから、旅行のキャンセルの規則に関して何か考慮の余地がないかを電話で尋ねました。さらに、緊急にアシュレイを病院に連れていかなければならない場合にそなえて、週末の予定をすべてキャンセルし、ほかの子どもたちがそれぞれの友だちと遊ぶ約束をとりつけ、いざというときに頼めるベビーシッターを確保しました。そして、週末をずっとアシュレイと一緒に過ごしました。私は一分たりとも彼女をひとりにしておけませんでした。診察のあと、医師はすぐ入院することを勧めました。私はもっと早く彼女を入院させなかったことに少し罪悪感を抱きました。治療のための貴重な時間を浪費してしまったと感じたのです。しかし、『彼女が絶対に自傷行為をしないようにしたのだから彼女は何も害をこうむっていない』と言って、医師は私を元気づけてくれました。『救急外来に行ったとしても、そこのスタッフにはアシュレイに適切な対処をする知識がなかったかもしれない』とも言ってくれました。その後、夫やほかの子どもたちの旅行の予約を確認しました。そして、もしアシュレイが行くことができれば、私も行こうと決めました。もし行けなければ、キャンセルが医学的な理由なので返金してくれるよ

うに休暇村を説得するつもりです。でも今の私には、そこまでする余裕はありません」（レスリー）

最悪のときを乗り越える——自殺のリスク

ここまでで双極性障害について多くのことを学び、積極的に治療も受けている今、あなたはこの部分を読まないで飛ばしてしまおうと思うかもしれません。よい治療と知識があれば危機を防ぐことができるのでしょうか。そうかもしれませんし、そうではないかもしれません。最良のケアをしていても、双極性障害は突然予期できない深刻な問題を起こすことがあります。どのようなことが起こる可能性があるかを知っていればいるほど、何かあったときその状況を理解し、すばやく適切な対応ができます。ですから、本書を最後まで読み進んでください。それは簡単ではないでしょう。しかし、この情報を知っていてよかったと思うときがいつか来るかもしれません。

多くの双極性障害の子どもは、意図的に自分自身の身体を傷つけることがあります。激怒しているときに、そういうことがよくあるようです。また、誇大的になって、とてつもないこと、また危険なことを自分が傷つくことなく簡単にできると考えてしまうこともよくあります。したがってお子さんに自殺願望がなくても、その行動が危険であることがあるのです。これらの行動が双極性障害の症状であるのか、それとも自殺願望のサインであるのかを見極めるのは難しいことです。

残念なことに、双極性障害の患者の自殺願望や自殺に関する統計、自殺防止に関する研究は、大人やティーンエイジャーを対象にしたものがほとんどです。自殺を企てたり自殺したりすることは大人やティーンエイジャーに多く見られますが、子どもにも起こり得ることですし、実際にあることとです。ただどのくらいの頻度で起こるのかというデータがないだけです。

お子さんが自分を傷つける話をするのは、あなたを怒らせようとしているからだと思いたいのは無理のないことですが、万一の場合を考えると、放っておくわけにはいきません。お子さんが死や自殺の話をしたり、危険な行動にこだわったり、非常に危ない行動をとったりするときには、自殺への願望があるのかもしれません。このことを深刻に受けとめてください。まだ幼いからそんなことをするはずはないなどと考えてはいけません。

小さな子どもはふつう大人の監視下におかれているので、自殺できないようにある程度守られていますが、しかし完全に守られているわけではありません。幼さゆえ、一度死んだらそれきりだということがわからず、それが命とりになるかもしれません。苦しい感情や不愉快な状況に対処するほかの方法がわからず、自殺を試みるかもしれません。子どもは、死ぬ可能性のある危険にわざと自分をさらすことができます。６歳の子どもは屋根にのぼり飛び降りることができますし、実際にそのようなことが起こっています。10歳の子どもは放浪し、自分を危険にさらすことができます。この種の行動は、大人が過量の薬を飲んだり、自分を拳銃で撃ったりするのと同じように深刻に考える必要があります。お子さんが自殺をほのめかしたり試みたりしたら、さらなる治療をしなければ、遅かれ早かれ自殺をしてしまうかもしれません。ですから仮に一度でもその可能性があると思ったら、すぐに対処してください。きちんと子どもを見ていることのできる大人のいないところに、ひとりきりにさせないでください。お子さんをできるだけ安全な場所におきましょう。お子さんの気持ちや心の中の葛藤を上手に聞いてあげましょう。そして、もっと建設的な方法で対処できるように、お子さんを助けましょう。

精神科の専門家、できればお子さんの治療を担当するチームの中の誰かに相談します。もし、最初に相談すべき相手である精神科医に診てもらえなければ、少なくとも電話で話をして、お子さんを一般病院または精神病院の救急に連れていくべきか相談しましょう。医師はそれ以外の治療を勧めるかもしれません。薬の量を変えることを提案し、すぐに来るように言うかもしれません。専門的なアドバイスを得たくても精神科医と話すことができないとき、事態に対処するのがとても困難になります。とにかく何をするか決めなければなりません。専門家のアドバイスがもらえるまで何もしないという選択肢はありません。連絡がとれれば、セラピストに相談しましょう。自殺を防ぐための電話相談に連絡するのもいいでしょう。危機が迫っていると感じたら、119番に電話するか、救急外来に連れていきましょう。あなたの選んだ行動が最善のものではなくても、何もしないよりもはいいのです。心配しすぎてオーバーに反応したほうが、行動不足よりもいいのです。そして自分ひとりで何もかもをするよりも、助けを求めたほうがいいのです。

♥「子どもが自分の命を絶ったり自分を傷つけたりするというのは、親にとっては考えられる中で最も恐ろしいことです。ジュリーが最初に自殺について話したのは5歳のときでした。いったいどうして5歳の子どもがそんなことを考えられるのでしょうか。彼女はかんしゃくを起こしていました。泣いて、蹴って、叫び、身をもがき、ものを投げました。階段の上から下にいる私に向かって、『自分のことが大嫌い！　誰も私を愛していない。自殺をして、自分がいないほうがみんな喜ぶわ』などと大声でどなりました。それがはじまりでした。窓から飛び降りるとか、家出をして二度と帰ってこないなどと脅かすようになりました。あるときは約12フィートの高さの階段の鴨居にぶら下がって、『私は降ちる、私は降ちる！』と叫びました。彼女は指先だけでぶら下がっていたのです」

（エリカ）

「アネカは、自分がばかで何もまともにできないと感じることがあります。自分の人生のすべてがいやになり、生きていたくない、とよく言います。『私が窓から飛び降りても、誰も悲しまないし、私がいなくなって幸せだと思うのよ』とか『台所からナイフをもってきて、自分の首を切り落とすわ』などと言います。こんなことを言う7歳の子どもに対して、母親である私はどのように対応したらいいのでしょうか」

「友人の子どもは『ママは私を憎んでいるわ、私は生まれてこなければよかった』とか『別の家に生まれていればよかったのに』などと言うそうです。私の子どもは『地下鉄の前に飛び込んで死にたい、

そうすれば一緒にいないですむから』と言ったことがあります」　（ウエンディ）

入院

子どもを精神病院に入院させることを考えるのは恐ろしいことです。『カッコウの巣の上で（*One Flew Over the Cuchoo's Nest*）』という映画のシーン、『何も言わないで（*Don't Say a Word*）』という映画の中で少女が「何も言いたくない」とマイケル・ダグラスに歌うシーン、『17歳のカルテ（*Girl Interrupted*）』という映画、そのほかのいろいろなハリウッド映画が描く精神病院のありさまが次々と頭に浮かぶでしょう。しかし、お子さんに自殺の危険や他人を傷つける可能性があったり、精神病的エピソード（通常、幻覚、妄想や現実との接触を失うことなどです）、長引く重症のうつ、または脳の化学物質がひどく異常を示していると考えられる症状があり、継続した観察と刻々と変わる行動の徹底した評価、薬の血中濃度をチェックするための多くの検査、そして薬の頻回の調整が必要なとき、入院しなければならないかもしれません。

幸い、小児精神科の病棟は、映画や悪夢で見る恐ろしい話に出てくるのとは大きく違っていることが多いのです。多くの小児精神科の施設は、拷問部屋ではなく学生寮のようなものです。ドアには鍵があり、細かな規則があり、常に監視されていても、これらの厳重な安全手段はお子さんを守るためのものです。うまく運営されているところでは、ほぼ同年代で同程度の能力をもつ子どもたちと、院内の学校に行ったり年齢相応の活動に参加し、安全を守ることや適切な行動に対して年齢に応じたごほうび（キャンディーを買ったり、散歩したり、あなたと一緒に夕食に外出したり）を与えられます。また資格をもったセラピストにも頻繁に診てもらえます。保険や経済的状況が許せば、将来万が一、必要となるときに備えて、あなたの地域にあるいろいろな施設を見学し、どこが最もよいかを選んでおくのもいいでしょう。お子さんを入院させなければならなくなったとき、面倒見がよく好意的で、患者のためにできるだけ自然な環境を提供するよう配慮してくれる施設があるとわかっていれば、安心できるでしょう。

入院が必要だということを認め、また適切な病院を探しておいたとしても、適切でかつ空きベッドのある病院を見つけ、保険で治療費をまかなおうとするのは、不可能に近いことです。お子さんを入院させる前に、その保険の入院に関する手続きを確かめてください。それが自殺企図のような明らかな緊急事態であって、お子さんが救急外来から入院するような場合は、あまり問題はないでしょう。あなたの保険のきく病院に行き、できるだけ早く保険会社に通知して、治療を開始するのに必要な保険上の手続きをとるのがいいでしょう。救急外来や精神科の病院の職員が手伝ってくれたり、手続きを代わりにやってくれれば、それに越したことはありません。救急外来をへない入院の場合は、正しい手続きをすべてとっても、保険会社に認めてもらうには長い時間がかかるかもしれません。病院や治療のプログラムを提供している施設の人たちが、適切な治療に対してあなたの保険会社の適切な部門から正しく治療の承認を得るための手続きの方法を知っているかどうかを確認してください。保険会社の電話番号と担当者名を聞き、その記録をとっておくよう、病院のスタッフに伝えてください。

「8歳の子どもが自らの希望で入院できるベッドのある病院を見つけることなどできませんでした。結局、警察を呼んで、娘に診療を受けさせるために救急外来に運んでもらわなければなりませんでした。状況がひどく悪くなって、本当の緊急事態になってはじめて、娘を入院させることができました。こんなに悪くなる前に治療を受けさせることができたらどんなによかったでしょう」　（タニア）

「クレアがわざと混雑した道路のまん中に走り出してひどく暴れたので、私たちは警察を呼びました。彼女が窓を手で突き破ったので、彼女を救急外来に運びました。しかし、保険会社は依然として入院や部分的入院治療を認めませんでした。娘は入院を必要とする基準を全部は満たしていないと言われました。保険会社は、自分たちが何かをする前に娘が本当に自分を傷つけてしまうのを望んでいるとしか思えません」　（モーガン）

「精神科医は、もし昨夜のように暴力的な行動をとったり家出をすると脅すことが続くようなら、カーリーを病院に連れていく必要があると言いました。診療所を出る前にカーリーはコントロールを失いました。彼女は、私たちと一緒に車には乗らないと言って泣き叫びました。私は娘を無理やり車に乗せました。しかし、カーリーは泣き叫び続け、シートを何度も蹴りました。運転中にドアを開けて外に飛び出すようなそぶりを見せました。精神科医に電話をするために手にもっていた携帯電話を置き、彼女のジャケットをつかみ、ブレーキを踏みました。そしてドアを閉めるように説得しました。しかし、数分後にまた飛び出そうとしました。私は家ではなく、ほかのところに連れていってあげると言って、彼女の気をまぎらわせました。私はとても恐ろしかったので、家の近くの警察署のほうへと車を走らせました。彼女は家に連れていかれると思って激怒しました。感謝すべきことに、警官はとても協力的でした。ひとりの警官が彼女にいろいろな話をしてくれました。家出をしたために大変な目にあった子どもたちの話もしてくれましたが、カーリーはまったく気にもかけませんでした。娘はその場を出ていくと言って叫び続けました。その親切な警官は、病院についてきてくれました。救急外来で、カーリーは壁に身体をぶつけ、家具をこわし、何か食べたいといって叫びましたが、ものを食べるのに必要なほんのしばらくの間も叫ぶのをやめることができませんでした。救急外来のスタッフは、彼女の行動にびっくりしていました。彼らは8歳の子どもは入院させたことがないと何度も言いましたが、結局入院させてくれました」

（アニー）

「クリスタルを入院させることのできる唯一の病院は何時間も離れたところにあります。何百回も電話をして、繰り返し説明し、健康保険組合が入院治療を許可するのに数日かかりました。そこは保険会社の契約機関ではないので、とても治療費がかかります。娘はまだ9歳なのに、このような事態になったのは3度目です。今後私たちはどれだけ耐えられるでしょうか。いったいいつになったら、このような治療の効果が目に見えてくるのでしょうか」

（スーザン）

「ミシェルは、どのように社会の仕組みを利用したらいいのかを知っています。家では、泣き叫び、ナイフを振り回す悪魔です。救急外来では、優しく静かな小さな天使です。外来のスタッフに信じてもらうために、そこに行くまでの8時間の彼女の恐ろしい行動をすべて詳細に話さなければなりませんでした。私が言ったように爆発することがあるとわかってもらうために、彼女の精神科医に電話をするように頼みました。入院部門のカウンセラーと相談して、ようやく救急スタッフは72時間の保護入院を認め、救急車で病院に運びました。そこで彼女はカウンセラーと3時間楽しく話し、カウンセラーは保険会社に3日間の入院の許可をとってくれました。最初の2日間、彼女は完璧なよい子でいました。しかし、3日目に爆発しました。いずれ自分をコントロールできなくなることが私にはわかっていましたし、入院中にそうなってくれてほっとしました。彼女の激怒した状態を見て、この病院はさらなる入院の許可を保険会社からとってくれたので、その後、彼女は長期治療のための施設へ移され、そこで数カ月過ごしました」

（カンデラ）

次に、子どもを入院させなければならなくなったときに知っておいたほうがよい重要なことをいくつかまとめてみます。

○地域の事情や保険の保障の関係で一般病院に行かなければならない場合、そこにはたぶん小児精神科病棟はないでしょう。入院治療を受けるために別のところに移送される必要があります。もし入院させたい施設があれば、病院の職員にそれを告げ、彼らが保険会社と話をしている間も話し合いにできる限り参加し、そこへ行けるよう最善をつくしましょう。

○多くの入院施設は夜間も開いています。夜間に緊急事態が起きた場合、精神科に入院するのに一般の救急外来や病院で朝まで待つ必要は必ずしもありません。少なくとも夜間でも入院できるかどうか、入院する病院に連絡をとってもらいましょう。

「クリスチャンは学校で自分をコントロールできなくなりました。担任とトラブルを起こしたあと、彼はバスを蹴り、校長に向かって大声で叫びました。妻は彼を迎えに行き、セラピストのところに連れていきました。クリスチャンは誰も話ができないように、セラピストのラジオの音量を最高に上げました。私が音量を下げると怒りの発作を起こしました。息子を取り押さえようとしましたが、彼は蹴り、殴り、悪態をつき続けました。セラピストは数分間待ってあげるから落ち着くようにと伝え、落ち着けなければ入院を考えなくてはならないと言いました。もちろん息子は落ち着くことができませんでした。彼は怒り、笑い、唾を吐いて、悪態をつきました。セラピストは専門のクリニックへ連れていってもらうために警察を呼びました。息子をそこに連れていくのに４人の警官が必要でした。彼は警官をも殴ろうとしました。最後には何とか静めて連れていくことができました。その専門クリニックから車で

4時間かかる精神病院へ彼を連れていくのに、救急車が来るのを待たなければなりませんでした。それから病院で書類に記入するのに3時間かかりました。私たちは徹夜でした」（マーク）

○もしあなたがお子さんをコントロールし、お子さんの安全を守れると思えれば、自分でお子さんを一般病院から精神病院に連れていけるかもしれません。そうでなければ、救急車を使うことになります。

○精神病院に入院させるのは、子どもの安全を保証し、集中的な治療を施すためです。いったん薬が調節され、十分なセラピーを受け、自殺のリスクが下がり、または重い精神病の症状が消失して、症状が安定したら、居住型施設（ホステル）やデイケアプログラムでの長期の治療が必要かもしれません。その場合は、病院が子どもへの継続した治療についてのアドバイスをくれますし、適切な治療プログラムに入れるように助けてくれます。

○子どもが入院したら、入院期間はどのくらいになるか、どんな治療をするのか、どのくらいの頻度で面会していいのかなどを知りたいと思うのは当然です。あのように濃密にお子さんの面倒をみたあと、お子さんをほかの人の保護下におくのは妙な感じでしょう。その治療プログラムについての疑問点を尋ねるのは必要なことですが、一方で、病院は子どもの病状を評価し治療を始めるまで正確な答えを出せないかもしれません。情報を知りたいという気持ちと、面倒をみてくれる人たちをイライラさせないこととのバランスを考えなければなりません。重ねて言いますが，かかりつけの精神科医に助けを求めなさい。かかりつけの精神科医から問い合わせてもらったり，専門家としての意見を述べてもらい，あなたの立場のある程度の代弁者になってもらいましょう。子どもの病状の評価が終わっても，必要な答えを得られなかったら，精神科医や病院のスタッフに対して，あなたの気持ちをはっきりと伝えましょう。あなたは親なのですから。

○多くの場合，入院が唯一の解決策になる頃には，お子さんはとてもひどい気分だったり，自分のことが制御できなくなっていて，自分がどこにいるのか自分に何が起きているのかについてまったく気にしていないでしょう。入院は，お子さんとってよりもあなたにとってのほうがつらいかもしれません。一方で強力な援助を受けることであなたもお子さんもとても安心できて，入院がとてもよい経験になるかもしれません。あなたの気持ちがこのどちらであっても自然なことですし，あなたはおそらくこれらのふたつの気持ちの間で揺れ動くでしょう。

○子どもが入院中は，病院の精神科医が責任をもちます。彼らは子どものかかりつけの精神科医から情報を得て，同時にかかりつけの精神科医に状態を報告しなければなりませんが，入院中は病院の精神科医が治療に責任をもちます。このことは子どもが居住型施設で治療を受ける場合も同様です。

○あなたのスケジュールにできるだけ柔軟性をもたせましょう。家族療法のセッションに出たり、職員との話し合いに応じたり、お子さんの面会に行ったりする必要があるからです。

危機のさなかのあなたの感情

本当の危機に直面したとき、みんなの注意はお子さんに集中しますし、それは当然のことです。しかしどこかで、あなたは、その状況に対する自分の気持ちを認識し、処理しなければなりません。お子さんがかわいそうでしょうがないという気持ちに加えて、お子さんを危機から救ってやれなかったとか、状況にうまく対処できなかったとか、このような状態がすべてどこかに消えてしまって自分の静かな生活と平和を取り戻せたらと身勝手に望んでしまったとか、治療にさらにお金を使ったことを恨めしく思っていることなどに罪の意識を感じているかもしれません。自分が今までしてきたことが十分ではないということに怒りを感じるかもしれません。

「マリーを入院させたときはとてもいやな気持ちになりましたが、彼女が病院にいる間、家で残りの家族と静かで平和な時間を楽しんでいるときにはもっとひどい気持ちになりました。誰かほかの人が娘の面倒をみてくれるのはいいのですが、私と同じくらいきちんとはやってくれないだろうと、とても怖くなるのです」（バーニス）

この種の感情をもつのは、悪いことどころか、まったく正常なことです。こんなふうに感じるからといって、あなたがお子さんのケアに最善をつくす妨げにはならないはずです。でも、あなた自身のストレスは増えるかもしれません。このような心配ごとは、あなたにとっては不要でよけいなものです。そのような感情を認め、それを追い払うためにできるだけのことをしましょう。そのような気持ちをもっていても、お子さんの面倒を見続けましょう。それから、できるだけ早く、自分のセラピストや精神科医に相談しましょう。

「ちょうど義父から電話をもらったところです。昨日私の29歳の弟ジェシーが裁判所が指定した薬物依存症入院治療プログラムを脱け出したと、知らせてくれました。弟は6カ月のプログラムを受ける義務がありましたが、まだ1カ月を残していたのです。弟はホテルで手首を切り、救急車を呼びました。彼が助けを求めていることを皆にわからせ、彼が再入院になるには十分な傷でしたが、傷自体はひどくはありませんでした。無事でほっとしましたが、裏切られた気持ちにもなりました。彼が『不安ではあるがプログラムを終えるのがうれしい』と言ったとき、私はそれを信じました。こんなふうに思うのは正しい反応ではないですし、ひどく利己的でもありますが、それが私の感じたことでした。私は自分がばかだとも思いました。この数週間、論理的に彼の言うことを聞いてきましたし、合理的に問題を解決できるように彼を助けてきました。弟はプログラムが終わったあと何をしたらいいかと心配したり恐れたりしていたのですが、それが口に出して言っているよりももっと強い不安だったことに気づけなかったのです。電話で話すたびに彼がとても元気そうなので、とてもうれしく感じていました。再びひとりで自分の生活を送っていく準備ができているようでした。私はそういうふうに思い込みたかったのだと思います。ですが、彼はひとりぼっちの生活がただとても怖かったのでしょう。彼はこの先もまだプログラムを続ける方法を見つけたことになります。私は彼が意図的にこのようなことをしたとは思いません――弟は、聞こえてきた声の指示に従ったまでだと言っています。でも双極性障害でない私には、彼がプログラムを離れることへの怖さから、そういう行為におよんだのだと思えてしまうのです――。最初にそのプログラムに入れられたときは、彼はそのことで大変なショックを受けていたのですが。彼にこうあってほしいという望みのために現実が見えなくなるなんて、私はなんて愚かなんでしょう。

そしてまた、自分のまわりの状況がよい方向に向き始めると、弟はサボり始めます。父は弟のすべての罰金を払いました。ジェシーは課された社会奉仕の義務をすべて終えました。母は彼のために自分のタウンハウスの半地下をアパートに改装しました。さらに、私の両親および義父母はジェシーの精神科治療、弁護士の費用、そして生活費に何万ドルも払いました。弟は躁状態のときに車の中で起こした事件についての何年にもわたる裁判ざたのあと、無罪放免となりました。裁判所は彼を刑務所に入れないと決定したようなので、現在、私の両親はどのようにしてジェシーの面倒をみていくかということに加えて、気の毒にも息子に起こっていることに対する自分たちの感情も処理しなければなりません。息子たちが友人のいじわるな言葉に失望したり、きょうだいげんかで気持ちが傷ついたりすれば、私だってとても心が痛みます。わが子が自分の人生を終わりにしようとしないまでも、めちゃくちゃにしてしまいたいと思うほどひどい気持ちでいるということに、両親は何度か耐えなければならなかったのです。それがどんな経験だったか、私には想像もつきません。そればかりか、このようなことがもう起きない確率が非常に低いということに、両親は気づいているのです。それは今後もずっと続いていくのです。誰だって、ジェシーの頭の中を駆けめぐっているに違いない恐ろしい考えの断片を想像することすらできないでしょう。それは私たちが耐えられる限界をはるかに超えています。

少なくともジェシーは今治療を受けています。彼がこれまでにしたことすべてが彼の精神病と関係があることを彼自身や家族、そして裁判所が理解しなかったら、彼がどんな問題をかかえることになったか、想像してみてください。まだ若くて、深刻な問題を起こす前の早い時期に病気が診断され治療が始まったので、多くの深刻な問題を起こさずにすんでいるのです」

（シェリル）

「11歳のマルクスに入所治療を受けさせることに心が痛んだのに、彼が家から離れることをとても喜んでいるので、私はとても大きな痛手を受けています。息子は自分の同室者と会うのを不安に思っていて、私が彼の持ち物を家から6時間かけてもっていったり、もって帰ったりすることを心配しています。私がさよならと言って抱きしめようとしたら、マルクスは微笑み、くるりとうしろを向き、そのまま歩いて行ってしまいました」

（ジェニファー）

「今日は、自分があまりよい母親だと思えませんでした。私は9歳の娘を精神病院に訪ねました。私は何も感じませんでした。空気を抜き取られてしまい、しぼんで、からっぽになってしまったような気がします」

（ヘザー）

危機的状況にある双極性障害の子どもの面倒をみるには、多くの専門家が必要です。また決定を下したり、専門家に情報を提供したり、子どもと一緒の時間を過ごしたり、保険の手続きをしたり、ほかの家族の世話をしたり、そのほかの必要なすべてのことをするために、多くの家族のメンバーを必要とします。あなたひとりがやらなければならないことすべてを引き受けてしまわないようにしましょう。そんなことをしたら、身体的にも精神的にも疲れてきってしまいます。あなたが子どもの面倒をみる仕事の一部を誰か別の人にまだ頼んでいなければ、今がそうすることを学ぶ絶好の機会です。そして、各々がそれぞれにやるべきことをやれるようになったら、皆が自分自身の心や身体の要求にもきちんと耳を傾けているかどうかに気をつけます。お子さんが危機に直面したときにお子さんのことだけ考えていると、危機の解決にならないばかりか、新しい危機やほかの家族の問題が生じてしまうことがあります。

危機のあとのネットワークの再編成

自分の判断を信じられるようになることは、お子さんの危機のあとの回復過程で最も大切で最も難しいことのひとつです。なぜ子どもの問題にもっと早く気づかなかったのだろう。気づいていれば、それを避けるために何かできただろうに。医療の専門家のところに子どもを連れていったら危機は回避できただろうに、なぜそうしなかったのだろう。子どもが危機を乗り越えるために適切なときに適切なことをしただろうか……。罪の意識と疑問が次々とわいてきます。

そして心配が始まります。この次には、近づきつつある危機の兆候に気づくことができるだろうか。子どもが将来の危機を避けるのを助けてやれるだろうか。心配しなくてもいい日がいつか来るだろうか。何をするのが正しいのかわかる日がいつか来るだろうか。答えは、イエスです。あなたはいつかそうなります。危機がどのようにして始まったかに注意を払い、そのときの自分の決定を振り返り、そして実際にはどうしたらよかったかを検討し、もし再び問題が起こった場合に何をすればいいかの計画を立てることで、状況をもっとうまくコントロールできると感じ、危機に対しても毎日の状況にもうまく対処できるようになるでしょう。

しかし、危機の状況にあるときは、暗雲のもとに生活していると感じないでいられる日が来ることを想像するのさえ難しいことです。少しずつ、少しずつ、生活は穏やかになるでしょう。新しい正常な生活は前のそれとは違うでしょう。また別の危機が起こるかもしれないという心配から完全に自由になることはないかもしれません。でも、あなたとあなたの家族は、それがどんなものであっても、やがては新しい現実に適応するでしょう。

「27歳で診断されてから、弟は双極性障害そのものや、しばしば双極性障害の結果として生じるといわれているアルコールの乱用、そして境界性パーソナリティー障害による危機を数回経験しました。私の家族は、裁判所や警察、クレジットカード会社や精神科医、そして精神病院の職員との対応がうまくできるようになりました。治療のプログラムについて調べる方法、警察がするより上手に失踪した人を探す方法、こっそり誰かがいつもジェシーの近くにいるようにする方法や、また彼を敬愛する甥たちに私たちの怒り、フラストレーション、恐れを見せない術を学びました。誰かひとりがストレスを感じないように責任を分担することや、また疲れきってしまったときには助けを求めることができるのだと気づきました。ジェシーやお互いの世話をするために、やらなければならないことをお互いに分担するよいシステムも作りました。両親と私は、私が彼の親ではなく姉であること、したがってジェシーに関することでは両親がリードをとらなければならないことに気づきました。両親は離婚後の何年にもわたる心の傷を乗り越え、今、自分たちの息子のために力を合わせています。重要なのは、私たち各々が、自分勝手にジェシーに関する希望的観測にひたってはいけないと気づいたことです。なぜなら、それは新しい問題が起きたときの失望を大きくするからです。新しい危機が発生するごとに、なるべく感情的なエネルギーを使わないように努力しています。もちろん今でもできるだけのことをしようとしています。でもジェシーの問題が私たちの人生をのっとってしまったり、自分や自分のパートナー、それにジェシー以外の子どもたちの幸せの妨げにならないように努めています。いつも心のどこかで、ジェシーに次の危機が訪れることを恐れていて、電話が鳴るたびに心配で身が縮みます。それが二度と起きないことを望んでいますが、いずれ危機があろうとなかろうと、それはそれとして、毎日ふつうに暮らしていけるようになりました」

（シェリル）

第16章 未来を見据えて

現実にあった期待をする

長年地獄のような経験をしてきた、または今もしているあなたが、トンネルの出口の光を探すのは自然なことです。双極性障害のお子さんと歩んでいるとき、その光はとてもかすかで、遠いものに見えることもあるでしょう。もしかすると、まったく見えないこともあるかもしれません。お子さんがまだ小さいのに、一日一日の生活がこんなに大変ならば、あなたの家族はどうやってこれから来る長い年月を過ごしていけるでしょうか。

あなたとお子さんがお子さんにはすばらしい将来があると信じることはとても大切です。また、将来への期待を決めつけてしまわないことも同じくらいに大切です。多くの親は、自分の子どもが少しずつ自立して責任をもてるようになり、大人になって自分に完全に責任をもてるようになることを想像して楽しみにします。親としての役割は少しずつ小さくなり、時間もかからなくなります。しかし、双極性障害のお子さんをもつあなたは、それと同じ期待をもつことはできません。これまで、双極性障害のお子さんの面倒をみるためにしてきたことは、ほかの親がしてきたことに比べたら、もっと強烈で、長い時間がかかり、より難しいことだったでしょう。あなたは、お子さんの世話を一生ずっとしなければならないのかと心配しているでしょう。

その一方、毎日しなければならないこと、考えなければならないことなどに加えて、お子さんが大人になれるどころか思春期に達することがないのではないかという、とても現実的な心配もあります。双極性障害の長期的予後について聞いたら悲観的になりそうで、知りたくないと思ったりするかもしれません。自殺と双極性障害とに関する統計はとても暗い気持ちにさせられそうですが、幸運にも早期に診断・治療された子どもの自殺率は著しく下がります。あなたは、本書を読むことで、お子さんの長期予後をよくするための重大な一歩を踏み出しているところです。お子さんはきっとうまくやっていくでしょう。それに備えて、お子さんから必要とされる限り、お子さんを援助したいと思うでしょう。

思春期に入ると、ほかの10代直前や10代の子どもと同様に、ホルモンや生物学的な急激な変化がお子さんに影響をおよぼすでしょう。コントロールが難しい思考や行動はさらに強烈になるかもしれません。10代の子どもをどう育てるかを学ぶのに加えて、薬の量が合っていないようなときや、お子さんが成長期に入ったときに、それを精神科医に伝えられるよう、特別に気をつけていなければならないのです。お子さんを預けるときにも、子どもではなく10代の若者を扱うことにたけている人を探す必要があるかもしれません。ひとつよいニュースがあります。小児期発症の双極性障害が適切に診断・治療された子どもは、思春期や大人になってから発症した双極性障害をもつ人や、子どものときに若年発症の双極性障害の診断や治療を受けなかった人に比べて、薬物やアルコールの依存になりにくいのです。

「私は17歳の双極性障害の人の話を聞いたところです。彼女は25歳の男と駆け落ちし、ラスベガスで両親に見つかりました。私はその話を聞いて、死ぬほど怖くなりました。私は自分の8歳の子どもですらまともに面倒がみられないと感じているのに、あの子が10代になったらどうすればいいのでしょう」

(リサ)

大人として自立して生きていけるように、自分をコントロールして、自分のことはちゃんと自分でできるようになる方法を教えながらも、たぶんあなたはお子さんが自分の管理下にいないことはとても恐ろしいことだと思っているでしょう。お子さんに起こることすべてを把握していないというのは、とても奇妙に感じるかもしれません。お子さんが自分でうまくやっていけるように望む一方で、お子さんが自立したときにお子さんにどんなことが起こり得るかを考えるのはとても恐ろしいことでしょう。

お子さんがあなたの生活から出たり入ったりするということもあります。ときには放っておいてもらいたがり、ときにはまだ子どもであるかのように面倒をみてもらいたがるのです。こういう予想を受け入れるほうが、お子さんが大人として完全に自立できると期待し続けるよりもいいです。もしお子さんが実際に完全に自立できたら、あなたはきっと興奮し、うれしく思うでしょう。しかし、そうはいかないときのために心の準備をしておきましょう。

双極性障害をもつお子さんの養育がいかに難しくても――そしてときには、今の状況が魔法のようにすべて消えてしまえばいいと望むことがあったとしても――、お子さんがあなたを必要とする限り、たとえ世間一般に子どもの面倒をみる上限である18歳を超えても、親としてお子さんの世話をしたいと思うでしょう。お子さんがあなたを必要とする間はずっと、あなたがお子さんと一緒にいられますように。

♥「この病気に対処するとき、私にとって最も難しいのは、ジュリーが怒ったり、悲しんだりしているときの彼女の私に対する気持ちです。私が彼女を愛していない、気にかけていないと本気で信じているように思えるのです。これほど事実からかけ離れていることはありませんが、そう思い込んでいる彼女にそれは違うと説得する方法を探さねばなりません。彼女はこれまでに少なくとも千回は私が大嫌いだと言ったことがあります。ジュリーがこのようなことを言うとき私にとって最も重要なことは、私がこれまでどれだけ深く彼女を愛してきたか、そして今も愛しているかが彼女の心の中に刻まれていることです。私がいつもそのとき正しいと思えることをするために最善をつくしてきたことに、彼女が気づいてくれればいいと思います。私はときどき、彼女が将来自分の子どもの頃のことをどのように思い出すのだろうかとか、もし思い出すなら、実際にあったことを思い出すのか、それとも、病気の目を通して思い出すのだろうかなどと、あれこれ考えます」

新しいものの見方を創り出すこと

あなたがこの本をすべて読み終え、あなたの日々の生活に巣食っている失望や満たされない希望や困難を認識し、愛するお子さんが、援助はできても完全には治すことのできない脳の障害をもっている事実を理解しても、まだ落ち着かない気持ちがわきあがってくるかもしれません。このような気持ちはおそらくときどき、あなたの心に浮かび続けるでしょう。あなたがお子さんを愛し、お子さんと生活することを助けるためにこのような本を読まなければならないのは、とても心の痛むことです。それはふつうは自然にできることと考えられています。でも双極性障害の子どもをもった私たちは、子どもを愛し子どもと生活することがそんなに単純なものでないことを知っています。私たちは自分の子どもの行動を憎むだけではなく、自分の子どもそのものを憎んでいるように感じることがあります。私たちは自分の子どもの障害のために、このような人生を送らなければならないことがとてもいやです。しかし同時に、私たちの子どもたちをとても愛しています。私たちの感情はクモの巣のように込み入ってよじれた思考に包まれていて、おそらく私たちの子どもたちの心の中にあるのと同じくらいに複雑なものでしょう。

だからといって私たちに何ができるでしょう。これが私たちの人生に与えられたカードなのです。そこから立ち去ることはできません。それを無視することもできません。私たちは、状況の理解の仕方を変えることを学ぶことができるだけです。認知行動療法の助けを借りて、お子さんが自分の誤った認識に気づき、それを理解し修正していくことを学ぶのと同じです。

どんな育て方がいいと誰が言えるでしょうか。私たちの子どもが今世紀が生み出す次の偉大な芸術家や哲学者、作家にならないといえるでしょうか。私たちがこのように強烈で、すばらしく、特別で感情の豊かな子どもを育てる立場に選ばれたのには、私たちにはわからない理由が何かあるのかもしれません。私たちがこのとてつもない試練に直面するのには何か目的があるに違いありません。

「私はいつも、神様が娘を、私がこれまで会ったほかの親たちではなく私に与えてくださってよかったと言ってきました。彼女が、私より1オンス（訳注　30g）ほど忍耐力の少ない誰かのところに生まれていたなら、路上に生活し虐待される子どもになっていたに違いないのです」（エミリー）

❤「コロンバイン高校（訳注　コロンバイン高校では、多くの生徒が射殺される事件が起こっています）は私の住んでいるところからほんの数マイルのところにあります。しかし、その所在地だけが理由で『家に近い』感じがするのではありません。そこで起こったことは私に強い衝撃を与えました。私の心の底にあった恐れが引き出されたのです。ジュリーの将来への恐れが私の頭を悩ませました。ジュリーが大量殺人者になれるとは思いませんが、しかし、彼女が大人になったとき、彼女の衝動性やかんしゃく、分別のなさがどうなるかが心配です。ジュリーの将来にひどい恐れを抱くことがたびたびあります。また、大人物になることを運命づけられているのだと感じることも同じくらいたびたびあります」

お子さんがもし双極性障害をもたないで生まれたらどうだったかと嘆き悲しむことをしなくなったとき、あなたのお子さんがどんな人間かについて、はっきりと理解できるようになります。お子さんはびっくりするようなことがたくさんできる、すばらしく複雑なエネルギーと感情の束です。お子さんは、精神の病をもたないほかの子どもよりも多くの親の支えや献身、医学の援助を必要とするでしょう。しかし、精神の病をもつ人の多くは、成功し、生産的で、幸福な社会の一員であるし、また、そのようになれるのです。

♥「今日、本当にびっくりするようなことを学びました。娘の先生たちとの話し合いに出席し、ジュリーの最近の進歩と努力について話し合いました。私たちは、彼女の数学の成績や字の上手さや文章読解力について考えているのではありませんでした。彼女が一日に何回笑顔を見せるかとか、クラスのほかの子どもたちとおしゃべりしたり、くすくす笑ったりしてうれしそうだとか、〝学年相当〟の勉強をすることを喜んでいる、などということを話していたのです。私は、本当に大切なのは何かということとに気がつきました。彼女の成功を測るには、ほかの子どもたち、あるいは自分の子どもはこんな子だとか、ジュリーがなれる、またはなるべきとか考えたような子どもに当てはまるのとは違う、ほかの基準が必要なのです。私は頭の中で私が作りあげた子ども、そして私が彼女にとって大切だと考え、そのために彼女がもっていると考えた可能性をすべて葬り去らなければならないように感じました。自分の新しい基準を引っ張り出してみてはじめて、ほかの人にとってはあたりまえで気にも留めないこと――例えば、幸せでいることなど――に関して、彼女がどれほどうまくやっているのかに気がつきました。基本的に必要とすることが満たされていれば、子どもは幸せだと皆が考えています。私は今、自分の子どもにとって幸福とは人生のゴールであり、ゆっくり味わうものであり、感謝するものであり、それを得るために努力するものだということがわかります。自分の子どもたちがこうあるべきだという考えを捨てることができれば、彼らのありのままの姿を心から祝福することができます」

私たちの生活や私たちの子どもたちには、人からうらやましがられるようなことがたくさんあります。双極性障害の子どもの親は、ものごとをあたりまえと受けとることはありません。どんな一歩でも平凡ではありません。私たちは子どもたちからのただ「愛している」という言葉を聞くだけで、言葉にあらわせないほど感動します。サッカーの試合や、誕生パーティー、ダンスのレッスンなどで身動きがとれなくなることはありません。その代わり、私たちは、健康で幸福であることに集中して、毎日を生きているのです。

◉結　論

あなたは双極性障害のお子さんをどのように育てたらいいのかという思いで本書を読み続け、ジュリー、ジェシー、ジョーイが直面した困難について多くを知りました。今、あなたに彼らの進歩の報告ができることを、私たちは幸せに思っています。

♥「この2週間のことをどこから話したらいいのかわかりません。ジュリーは信じられないくらいうまくやっています。私たちは例えば〝本当の家族〟のするようなこと、映画に行ったり、夕食に外出したりしました。彼女と建設的な経験を共にするのはすばらしいことです。これがほかの家族がしていることに違いないと思いました。私にはそれがいつ消え去ってもおかしくないことだとわかっていたので、一刻一刻を思いっきり味わいました。この11年間で、これほど〝ふつう〟と感じられた経験はありませんでした。この悪夢が終わることがあるのでしょうか。頭では、そんなことはありそうにないとわかっています。でも、まだそれを望んでいる自分がいるのもわかっています」

ジュリー

両親が離婚し、新しい家に引っ越したにもかかわらず、ジュリーはこの1年間比較的落ち着いていていました。彼女は教育上特別の支援を必要とする子どもたちのための私立学校に通っています。成績はよく、喜んで学校に行き、家でも学校でも遊ぶ友だちがいます。メチルフェニデート徐放錠、ブプロピオン（訳注　抗うつ薬。日本未認可）、オランザピン、メチルフェニデート、カルバマゼピンを飲んでいます。今直面している唯一の大きな問題は、彼女の身体の成長がゆるやかになってしまったということです。多くの大変な検査をしましたが、はっきりとした理由は見つからず、ほっとしました。しかし、精神科の薬の中に、彼女の成長に影響を与えたものがあるのではないかと、心配しています。

ジェシー

ジェシーは5カ月間の入所治療プログラムをやり遂げました。その治療で、自分自身の面倒をみて自分の人生に責任をもつための術を身につけたようです。セラピストと精神科医の診察を定期的に受け、ガバペンチン、ラモトリギン、オランザピン、ベンズトロピン（訳注　日本未認可）を飲んでいます。現在は、極端な疲労感、にきび、そして体重増加のような副作用の出にくい薬の組み合わせ、適切な量、服用時間を見つけるために試行錯誤中です。まだ気分の波はありますが、それは彼の生活や行動には影響を与えていないようです。彼は今家から離れ、政府の機関で働いています。

ジョーイ

ジョーイは彼の頭の中の〝幸せな部分〟がより大きく強くなっていることにわくわくしています。頭の中の〝悪魔の部分〟は今や非常に静かになり、悪いことをするように彼に命じることはほとんどありません。頭の中の〝天使の部分〟が〝悪魔〟を黙らせることもあるようです。繰り返し指をしゃぶったり、頻繁にトイレに通うこともなくなりました。また、部屋の壁がくずれてしまうのではないかとか、橋が車の上にくずれ落ちるのではないかとか、車のガソリンがなくなってしまうのではないかというようなことを心配しなくなったと、彼は言います。今では、昔このようなことを心配していたのだと思い出すことすら難しいようです。学校での集中力は改善し、前のように絶え間なくしゃべり続けることもなくなりました。ネファゾドン（訳注　日本発売中止）が効いたことを彼は喜んでいます。認知行動療法がうまくいったことにもとても興奮しています。そして今、薬の量が減量されているところです。

現在、いろいろなことがうまくいっていますが、まだ多くの答えのない疑問や口に出せない恐れが残っています。将来にどんなことが待ち受けているのか、正確に知る方法はありません。思春期になってホルモンが激しく活動するようになったら、精神の病気をもった子どもたちはそれにどのように反応するのか。中学や高校でよくあるドラッグやアルコールや暴力の問題に、彼らはどのように対処するのか。思春期になって新しい症状が出現したり、薬に対するこれまでとは違う新しい反応があらわれたりするのだろうか。もちろん、難しい10代の時代、自分の子どもがどのように過ごしていくのか知っている親はいません。子どもが自分が予想したとおりの大人になるなどと期待する親もいません。子どもの将来を考えることに関しては、私たちも、多くの点でほかの皆と同じなのです。ただ、私たちのほうが、もっと多くの、変化しうる因子を考えに入れなければならないだけです。

子どもに対する責任感も、ほかの親御さんより強いかもしれません。私たちは10代の子どもをどのように育てるかを学ばなければならないだけでなく、必要であれば、その後何年も親で居続けなければなりません。悪い友だちや薬物の乱用のサインに気をつけなければならないだけでなく、処方された薬でなくドラッグを飲みたがるかもしれない反抗的な子どもをうまく扱う方法を探さなければなりません。子どもは少しずつ自立していくだろうという思いはあっても、彼らを監視できなくなることへの不安が影を投げかけています。ほかのことと同様に私たちの子育ては、ほかの親御さんたちの経験より波乱万丈で複雑です。

しかし、何が起ころうと、これからも子どもをずっと愛し、そのときできる最善のことをしていくでしょう。あなたの両手に運ばれてきた美しい赤ちゃんに保証はついていないのです。自分の子どもが将来いつも完璧で、幸せで、安全でいるだろうなどとわかる親はいません。私たちはただ子どもを愛し、できるだけ彼らを助け、自分の面倒もみて、自分の人生や双極性障害の子どものの人生にある多くのすばらしいことから、喜びと希望を見つけるのです。

用語の解説——双極性障害の診断と治療に関する用語（五十音順）

以下にあげるのは、本書で使われている用語や、子どもを診断・治療する際、精神科の医療専門家が使う用語です。

○**ＮＯＳ**（not otherwise specified）　病名が完全にはつかない状態。症状がその障害の症状すべてとは一致しない場合にこの名前で呼ばれる。

○**うつ**（depression）　注意を集中することができないこと、睡眠の障害、ひどく悲しい気持ち、憂うつや落ち込み、そして無力感によって特徴づけられる状態。

○**過活動**（hyperactivity）　活動が異常に亢進した状態。

○**気分障害**（mood disorder）　異常に強烈で極端な気分の状態。

○**禁忌**（contraindication）　その薬を投与すべきではない理由。例えば、以前にその薬でアレルギーを起こした、など。

○**激怒**（rage）　強烈で爆発的で、長時間続く暴力的な怒りの発作。

○**幻覚**（hallucination）　誤った、あるいはゆがんだ感覚や認知で、真実らしく思えるもの。

・幻視（visual）――目に見える幻覚。例えば、本当は存在しないものが見えたり、そこにあるものがゆがんで見えたりすること。

・嗅覚（olfactory）――匂いの幻覚。例えば、ほかの誰にも匂わないのに、強いタバコのにおいなどがすること。

・触覚（tactile）――触った幻覚。例えば、触られた感じや、何かが皮膚を這っている感じ。

・体性感覚（somatic）――身体感覚の幻覚。例えば、皮膚に電気が走るような感じがすること。

・聴覚（auditory）――音の幻覚。例えば、声が聞こえたり、ほかの人との想像上の会話をしたりすること。

・味覚（gustatory）――味の幻覚。例えば、現実ではそうでないのに食べ物がとてもへんな味がすると感じること。

○**懸濁液**《けんだくえき》（suspension）　薬を調剤する方法のひとつで、薬をつぶしてその粉末を液体の中に混ぜるが薬は溶けずに液の中に粒子状になって浮かんでいる状態にするもの。液状の製品がない薬については、薬剤師が子どものためにこれを作ってくれることがある。

○**行動計画**（behavior plan） 親が適切で一貫したしつけと子育ての方法をとることで、子どもが自分の行動を改良するのを助けるプログラム（計画）で、親と精神科医療の専門家が一緒に作りあげる。

○**後発品（ジェネリック）**（generic） 薬の化学名で、会社の商標として保護されていないため、ほかのどの製薬会社もそれを作ることができる。

○**暫定診断**（provisional diagnosis） 確定診断に至る前の診断。

○**心理士**（psychologist） 医師ではない専門家で、心理テストを行ったり、学習障害や精神の障害を診断したり、精神療法を提供したりするが、薬の処方はできない（訳注 日本では、心理士が診断をすることはない）。

○**周期（周期性の）**（cycling） 気分が躁の期間とうつの期間の間を変動すること。

○**障害**（disorder） 心や身体の機能に影響を与える通常ではない状態。

○**小児科医**（pediatrician） 子どもの身体の健康を管理する医師。精神科の薬を管理するために必要な検査をすることもあり、子どもの健康を総合的に管理する。

○**神経発達的**（neurodevelopmental） 気分、思考、認知などの精神機能の発達。

○**診断**（diagnosis） 専門家が一連の特定な症状を記述するために与える用語。

○**精神科医**（psychiatrist）　薬を処方することのできる医師で、精神療法やほかの治療を提供し、精神科で使う薬の管理に必要な検査を行うこともある。
○**精神病**（psychosis）　人格や現実の理解、社会性や対人交流に問題があり錯乱している状態。
○**セラピスト**（therapist）　精神療法のトレーニングを受けた、医師ではない専門家のうち、資格をもった心理士ではない人のこと。ソーシャルワーカーや、心理学関係の資格や学位をとった者であることもある。
○**躁**（manic / mania）　次から次へと異なった考えがどんどんわいてきて、身体活動も非常に活発で、速いスピードで話し、不適切なほど強い熱狂を示す期間。
○**早熟**（precocious）　早くに発達、成熟すること。とくに認知能力において発達が早いことをさす。
○**遅発性ジスキネジア**（tardive dyskinesia）　ゆっくりとした不随意運動で舌、唇、腕に出現しやすく、抗精神病薬の深刻な副作用であることがある。
○**知覚**（sensory）　感覚（嗅覚、触覚、味覚、聴覚、視覚）。
○**定型発達**（neurotypical）　気分、思考、知覚が正常に機能している状態。
○**ディスフォリア（気分不快・不安）**（dysphoria）　はっきりとした対象のない漠然とした不安。
○**デイトリートメント（デイケア）**（day treatment）　外来治療のプログラムのひとつで、典型的なものは学校も含み、通常毎日規則正しく参加するもの。

○**入院施設**（inpatient facility）　患者を入院させて一日24時間の治療をする病院型の治療プログラム。

○**入所治療**（residential care）　患者を施設で生活させて行う治療。

○**認知**（cognitive）　思考、意識、知識、論理に関連したこと。

○**認知行動療法**（cognitive behavioral therapy）　現在の状況と問題に焦点をあて、思考、感情、行動とそれらがお互いにどのように影響をおよぼし合うかを扱う精神療法。

○**抜毛症**《ばつもうしょう》（tricotillomania）　楽しみ、またはストレス解消のために自分の髪を抜いてしまうという特徴をもつ心理的な障害で、頭髪の著明な喪失という結果に至る。

○**分離不安**（separation anxiety）　子どもが親から離されるときに感ずる激しい不安。

○**病感**（malaise）　全体的な不安や不快感、調子が悪い感じ。

○**併存症**（comorbidity）　同じ人に同時に起こるいくつかの障害。

○**マニックディプレッション**（manic depression）　かつて「双極性障害」はこの名前で呼ばれていた。

○**妄想**（delusion）　間違っているという証拠があるにもかかわらず、もち続ける間違った信念。

○**薬剤師**（pharmacist）　薬を調剤する専門家で、薬の効果や副作用、ほかの薬との相互作用や用量について詳しい知識をもつ。

○**幼児性腹痛**（colic）　生後直後の乳児がしばしば起こす腹痛。夜泣きの原因になる。

索引

欧字

ADD……70-74
ADHD……70-74
DSM……61
FDA……132
NIH……63
NIMH……63
OCD……77-79
ODD……74

あ

医師
——との付き合い……210-211
——に求める資質……52-53
——への質問……51-52
一般名……131
医療チーム作り……117-120
医療の専門家と関わる……120-122
嘘をつく……40
うつ……62

か

カウンセラー……48
課外活動……276-278
家族
——としてできる活動……195-199
——の社交生活……190-194
——への影響と対処……176-202
家族計画……199-202
家族療法……123
家族歴……56-57

学校……270–274
学校心理士……49
かんしゃく……7・28–29・31–32
記録
　気分の——……125–129
　服薬の——……125–129
薬の調整……141–146
グループセラピー……123
経済的な問題への対処……203–223
結婚生活に与える影響……227–242
幻覚……41
後見人……222–223
肯定的な強化……256–257
後発品……132・138
ごほうびの方法……163–167
コリック……15–16
困難な状況への対処……287–314

さ

支援……244–253
　家族からの——……250–253
　専門家からの——……260–261
　友だちからの——……244–247・279–283
　——の輪……247–250
自殺……36・295–299・316
自傷……45
周期……62
宿題……274–276
小児科医……49・119
商品名……131
将来への期待……315–322
親戚への対応……185–190
診断……47–48・61
　——基準……61
　——に対する親の気持ち……89–98

――について他人に告げる……101–109
心理士……48・118
睡眠の問題……38–39
スクールカウンセラー……49・119
生活のバランス……254–260
精神科医……48・118
精神科の薬……130–149
――による援助……261–262
――を飲む……269–270
「精神障害の診断・統計マニュアル」……61
精神障害の定義……11
精神の病気の説明の仕方……99–100
性に対する強い関心……41–42
セラピーを受ける……122–125
セラピスト……48・118
躁……61
躁うつ病……62
早期診断……13
早期のサイン……160
双極性障害
――について子どもと話す……109–111
――についてほかの子どもたちに話す……111–113
――の診断……60–64・97–98
――を疑わせる行動……15–46
双極性障害に伴う障害……70–83
アスペルガー症候群……82–83
感覚機能の統合の障害……76–77
強迫性障害……77–79
行為障害……75–76
全般性不安障害……79–80
チック障害……81–82
注意欠陥／多動性障害……70–74
トゥレット症候群……81–82
パニック障害……80–81
反抗挑戦性障害……74–75

双極性障害の子ども
——の一日……267–284
朝のひと騒動……43–44
家での行動……19–20
——の親の一日……155–159
——への対応……159–175
早熟……18–19
ソーシャルワーカー……48

た

タイムアウト……25・108
ディスフォリア……62
適応外……132–133

な

入院……299–307
認知……123
認知行動療法……122–123
ネットワークの再編成……311–314

は

はじめての予約……53–60
否定的な感情を認める……257–259
副作用……132・141–143
複数の診断が下る……68–86
プレイグループ……107–109
プレイセラピー……123
分離不安……17–18
米国国立精神衛生研究所……63
米国国立衛生研究所……63
米国食品医薬品局……132–133
保険……203–215・300
——会社との付き合い……206–210

――の選択……211-213
――のトラブル……205-206・213-215

ま

「問題行動」のリスト……14-15・54

や

夜驚症……38-39
薬剤師……119・137-141
遊戯療法……123
幼児性腹痛……15-16

ら

離婚……234-242
リラクゼーション……162・255-256

数年前に、同僚を通じて、この本の監訳の依頼を受けたとき、私は、児童思春期精神科サービスを提供する公立の医療機関のひとつであるロンドンのモーズレイ病院で児童思春期精神科医として働いていました。自閉症やＡＤＨＤの子どものためのＮＰＯ法人、親しい家族を失った子どもたちのためにGrief therapyを提供してくれるプロジェクトなど、問題をもつ子どもの親たち自身も関わった多くの機関があり、児童精神科サービスを提供する側としては、日々の臨床の際に、これらの機関と連携しながら仕事をすることができたのは大きな助けでした。これらの機関が開催する親御さんを対象にしたグループの会合や、親御さん向けの参考書、講演会などもたくさんありました。心理療法を多用し、薬の使用量が少ないことも、英国の児童精神科サービスの大きな特徴のひとつでした。

２００８年のはじめに帰国して、日本で働くようになってからは、日本の児童精神科医療サービスと英国のサービスとの違いや、それを取りまく環境の違い、日本の児童精神科サービスに携わる人の数の圧倒的な少なさや使える資源の少なさにとまどいながら、ようやく日本の状況に慣れてきたところです。

私が英国で働きながら学んだことのひとつは，問題をかかえたお子さんをもつ親御さん自身に，問題について理解していただくことや，問題の解決方法を選び実行していくプロセスに積極的に参加していただくことの大切さです。

最近では，インターネット上でさまざまな情報が飛び交っています。子どもの心の問題に関しても，相反する情報がたくさん載っていて，どれが正しいのか判断に困ることも多々あるようです。病院の外来でお会いする親御さんたちの中には，このような情報の氾濫の中で何を信じてよいのかわからずに困っていらっしゃる方もたくさんいらっしゃいます。

児童・思春期の子どもたちの双極性感情障害は，大人の患者さんと病状の出方が異なることが多く，専門家であっても診断が難しいといわれています。したがって，双極性感情障害についての正しい知識や対処法を親御さん向けにわかりやすく説明したこの本の果たす役割は大きいと考えています。

この数年は私にとっても，英国から日本への再適応のための，困難な数年間でした。そのため，この本の翻訳も遅れに遅れました。仕事の遅い私を忍耐強くお待ちくださった，高木先生，そして星和書店の石澤社長，近藤さんをはじめスタッフの皆さまに，心からのお礼を申し上げます。

双極性感情障害のお子さんをおもちのご家族とお子さんご本人が，毎日を明るく過ごし，将来への希望をもって生活されるために、この本がほんの少しでもお役に立てることを心より願っております。

２０１４年１月

森野　百合子

◇　◇　◇

私が『If Your Child Is Bipolar — The Parent-to-Parent Guide to Living with and Loving a Bipolar Child』を知ったのは、発達障害のひとつであるトゥレット症候群の患者・家族・専門家からなるＮＰＯ法人「日本トゥレット協会」を立ち上げて数年たった頃でした。トゥレット症候群は、運動チックと音声チックをおもな症状として子どもの頃に発症する病気ですが、同時に強迫性障害、注意欠如・多動性障害、学習障害、気分障害、自閉傾向、睡眠障害……のような多くの精神の病気の症状が見られます。そして、トゥレット症候群の子どもたちにとっては、おもな症状であるチックばかりでなく、これらの同時に見られる精神の病気の症状によって、日々の生活が大きく障害を受けていること、とくに彼らの社会とのつながりが断ち切られているという現実に危機感を抱き、自分に何ができるのだろうと考えていた頃でした。そんなとき、米国の小児・思春期双極性障害協会（現在はThe Balanced Mind Foundationという名称に変わっています）のホームページを見ていると，そのページの参考図書の中にこの本がありました。

私は、「双極性障害をもつ子どもの親たちへのガイド」という副題にひかれて、この本を購入しました。そこには、親が子どもの異変に気づき、バリアーの高い医療機関を訪ね、やっとの思いで診断がつくまでの過程における不安・とまどい、一方、日々の生活に目を向けると、わが子の、多くの精神の病気に共通に見られる、周囲をまどわす多彩な症状との闘い、家族関係やまわりの人たち、学校との調整など……、精神の病気をもつ子どもの親たちが経験するさまざまな出来事が実例を通して書いてありました。

私は、洋の東西を問わず、また、病名の如何を問わず、精神の病気をもつ子どもやその親を取り巻く環境、疑問、孤独、不安などには、共通のものがあると感じました。そして、この本を精神の病気をもつ日本の子どもの親や関係者たちが読むことにより、彼らの心の支えになるだけでなく、私たちがこのような問題にどのように取り組んでいったらよいかを考える参考になると思いました。

そんな思いから、私は以前からいろいろとご支援いただいていた星和書店の石澤社長、近藤さんにこの本の出版をお願いし、このたび、出版の運びとなりました。ここに心からお礼を申し上げます。

あるときには、その病気の存在さえ疑われ、また、教育や就労の対象からはずされていた精神の病気をもつ子どもを取り巻く環境（医療・教育・就労・福祉）は、今、発達障害者支援法や障障害者差別解消法などの成立によって、新しい時代を迎えようとしています。

私はこの本が、精神の病気をもつ子どもたちを取り巻く環境を変え、本人はもちろんその家族にとっても、より豊かな人生を送ることができる灯台の役目を果たしてくれることを切に期待します。

2014年1月

高木　道人

● 監訳者・訳者

森野 百合子（もりの ゆりこ）

東京都出身。日本医科大学卒業後、国立精神神経センター武蔵病院にて精神科研修医。以後、東京都立東村山福祉園医務課、日大板橋病院精神科、高月病院精神科を経て、1996年渡英。

ロンドンのInstitute of Psychiatry（ロンドン大学付属精神医学研究所）とモーズレイ病院にて家族療法を学び、1999年にロンドン大学キングスカレッジにて家族療法修士終了、2000年に英国精神療法協会公認家族療法士となる。その後、家族療法士として、主としてロンドンの公立の児童精神科医療サービスに勤務。2004年からはモーズレイ病院にて、児童思春期精神科医として勤務。

2008年1月帰国。2008年4月より東京都立梅が丘病院医長。同院の移転統廃合により、2010年3月より東京都立小児総合医療センター児童思春期精神科医長。

2010年、英国の児童思春期精神科専門医取得。

● 訳者

高木 道人（たかぎ みちと）

NPO法人日本トゥレット協会会長、外科医。

2001年4月、トゥレット症候群の患者・家族・専門家（医療・教育・就労・福祉）を中心に、患者・家族間の交流・情報交換および患者・家族と専門家間のネットワーク作りを通して、トゥレット症候群の患者・家族にとって住みやすい環境を作ることを目標に、任意団体日本トゥレット（チック）協会を創設。

2003年7月、トゥレット症候群をはじめとする、子どもの精神の病気（発達障害を含む）の啓発運動・研究協力・支援活動をより社会的なものにするために、NPO法人日本トゥレット協会を設立。

トゥレット症候群に関する編書・訳書には、『トゥレット症候群（チック）—脳と心と発達を解くひとつの鍵—』『トゥレット症候群を生きる—止めどなき衝動—』『みんなで学ぶトゥレット症候群』（以上、星和書店）などがある。

● 著者
シンディ・シンガー（Cindy Singer）

アスペルガー症候群の子どもの母の会（Mothers of Asperger's Syndrome Kids、通称MASK）設立者で、双極性障害の母の会（Mothers of Bipolar、The MOBの愛称で知られている）のメンバー。教頭職に就いている。

シェリル・グレンツ（Sheryl Gurrents）

"The Guilt-Free Guide to Your New Life As a Mom"の著者であり、同書はNational Parenting Publications Award金賞を受賞。

著者らは現在デンバー在住。

育児に悩んでます：うちの子、どこかへんかしら？
双極性障害やそのほかの精神の病気をもつ子どもの親のためのガイドブック

2014年3月22日　初版第1刷発行

著　　シンディ・シンガー／シェリル・グレンツ
監　訳　森野 百合子
訳　　森野 百合子／高木 道人
発行者　石 澤 雄 司
発行所　株式会社星 和 書 店
〒168-0074　東京都杉並区上高井戸1-2-5
電 話　03（3329）0031（営業部）／03（3329）0033（編集部）
FAX　03（5374）7186（営業部）／03（5374）7185（編集部）
http://www.seiwa-pb.co.jp

Printed in Japan　ISBN978-4-7911-0868-8

こころのライブラリー（7）

トゥレット症候群（チック）

脳と心と発達を解くひとつの鍵

［編］金生由紀子、高木道人

四六判　160頁　本体価格 1,500円

脳と心と発達を解くひとつの鍵。音声チックや運動チックによって特徴づけられるトゥレット症候群。患者さんや家族のフリートーキング、対応マニュアルの試作など、診断、治療の現状を紹介する。

バイポーラー（双極性障害）ワークブック

気分の変動をコントロールする方法

［著］M・R・バスコ ［監訳］野村総一郎

［訳］佐藤美奈子、荒井まゆみ

A5判　352頁　本体価格 2,800円

本書は双極性障害による気分の変動を抑制する対処法を、認知療法的な手法を用いて、分かりやすく説明している。治療者にとっても、またご本人が使う自習書としても極めて役立つ書。